Nikolaos Konstantopoulos

Introdução à Biologia

Nikolaos Konstantopoulos

Introdução à Biologia

ScienciaScripts

Imprint

Cover image: www.ingimage.com

This book is a translation from the original published under ISBN 978-3-659-82385-5.

Publisher:
Sciencia Scripts
is a trademark of
Dodo Books Indian Ocean Ltd. and OmniScriptum S.R.L publishing group

120 High Road, East Finchley, London, N2 9ED, United Kingdom
Str. Armeneasca 28/1, office 1, Chisinau MD-2012, Republic of Moldova, Europe
Managing Directors: Ieva Konstantinova, Victoria Ursu
info@omniscriptum.com

Printed at: see last page
ISBN: 978-620-8-51496-9

Dedicado aos meus pais Konstantinos e Athina, cujos sacrifícios pessoais me permitiram perseguir os meus sonhos. Dedico também ao meu irmão Ioannis pelo seu apoio. Dedicado também aos meus professores por me terem dado a luz do conhecimento.

Índice

1) A célula

A célula foi descoberta por Robert Hooke e é a unidade básica funcional, estrutural e reprodutiva de todos os organismos unicelulares e multicelulares. É um mundo por si só, capaz de realizar todas as manifestações básicas da vida (metabolismo, crescimento, irritabilidade, reprodução e desenvolvimento). As células, de acordo com as suas caraterísticas estruturais e a sua origem, podem ser divididas em eucariotas (células animais e vegetais) e procariotas (bactérias). Os procariotas foram o primeiro tipo de célula que surgiu e a sua organização e estrutura é mais simples do que a dos eucariotas.

CÉLULA PROCARIÓTICA

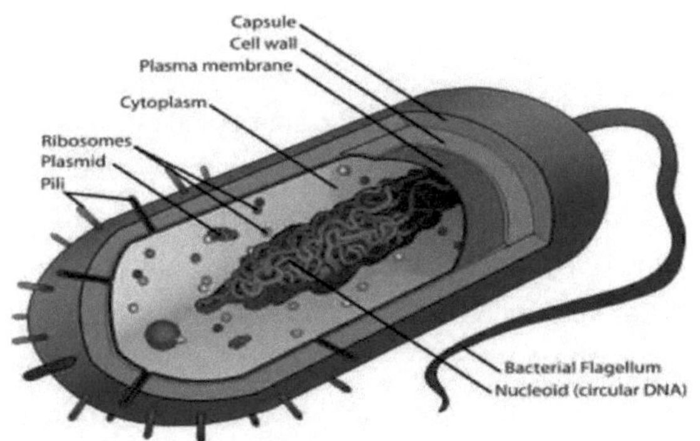

Estrutura e funções	Células eucarióticas	Células procarióticas
Parede celular	Apenas em células vegetais	Sim
Cloroplastos	Apenas em células vegetais	Não
Retículo endoplasmático	Sim	Não
Aparelho de Golgi	Sim	Não
Filamentos intermédios	Apenas em células animais	Não
Microfilamentos	Sim	Não
Microtúbulos	Sim	Não
Mitocôndrias	Sim	Não
Invólucro nuclear	Sim	Não
Nucléolo	Sim	Não
Membrana plasmática	Sim	Sim

Ribossomas	Sim	Sim
Tamanho	10-100 µm de diâmetro	0,1-5 µm de diâmetro
Material genético	ADN combinado com proteínas	ADN nu
Mitose-Meiose	Sim	Não

A parede celular está localizada fora da membrana celular e fornece às células suporte estrutural e proteção. Encontramo-la em plantas, bactérias e fungos. Os principais componentes da parede celular das plantas são cadeias longas e ramificadas do polissacárido celulose. Na parede celular dos fungos encontramos principalmente quitina, que é um polímero de cadeia longa de N-acetilglucosamina, um derivado da glucose. Alguns tipos de células vegetais possuem uma camada adicional de proteção contra a desidratação (devido ao seu carácter hidrofóbico) e as agressões dos insectos. É composta principalmente por lípidos e substâncias orgânicas e são as ceratas, ou ceras.

No interior de uma célula podemos encontrar uma grande proporção de água (40% da água corporal total do corpo humano) que suporta a sobrevivência das células e lhes dá a sua forma. Isto, de certa forma, leva à compartimentação de diferentes componentes subcelulares dentro dos organelos membranosos da célula, e protege-os devido ao carácter hidrofóbico das suas membranas.

O citoesqueleto da célula encontra-se na parte interior da membrana plasmática e o seu papel é manter a forma da célula, fixar os organelos no seu lugar, ajudar durante a endocitose e a exocitose, e a citocinese (separação das células filhas após a divisão celular). O citoesqueleto eucariótico é composto principalmente por microfilamentos, filamentos intermédios, microtúbulos e proteínas.

Cada tipo de célula necessita de energia para a sua sobrevivência e reprodução. No corpo humano, cada célula obtém a energia de que necessita através da oxidação dos nossos alimentos (hidratos de carbono, proteínas e lípidos). Através da digestão, do catabolismo e da oxidação dos nossos alimentos, são geradas substâncias simples que entram no ciclo de Krebs, uma via metabólica que gera a molécula rica em energia ATP (30,5 Kj/mol). O ATP (trifosfato de adenosina) é um dador universal de energia para os sistemas vivos, mas não é o único. No interior das células existem compostos com ligações ricas em energia nas suas moléculas, com uma gama de 30-60 Kj/mol.

1.1) Membrana celular

A membrana plasmática tem por função separar a célula do seu ambiente, formando assim dois mundos diferentes, o espaço intracelular e o espaço extracelular. É composta por uma dupla camada de lípidos que, devido ao seu carácter hidrofóbico, se alinham no interior da dupla camada e por moléculas de fósforo hidrofílicas que se encontram no meio aquoso da membrana. Falamos assim de uma bicamada de fosfolípidos. Nesta membrana encontram-se também o colesterol e uma variedade de moléculas de proteínas que actuam como canais (porinas) e bombas, que movimentam diferentes moléculas para dentro e para fora da célula. Este modelo de membrana em mosaico fluido é semipermeável, pois permite que algumas moléculas entrem ou saiam da célula e outras não. É esta a base da diferenciação entre o fluido intracelular e o fluido extracelular (a célula encontra-se num estado de energia superior ao do seu ambiente). A célula não está totalmente isolada do seu ambiente e interage com ele. Tentará sempre estar em equilíbrio com o seu ambiente, mas nunca o conseguirá. Uma célula que está em equilíbrio absoluto com o seu ambiente é uma célula morta, não viva.

Assim, se colocarmos uma célula animal numa solução hipertónica, ela tentará atingir um estado igual ao do seu ambiente. Para isso, vai perder água para diluir o seu ambiente e, consequentemente, vai encolher e provavelmente morrer. Se colocarmos uma célula vegetal numa solução hipotónica, temos de pensar na sua parede celular. Assim, a célula tentará novamente equilibrar-se com o seu ambiente e iniciará a entrada de água no seu interior. Isto não conduzirá a qualquer mudança de forma porque a célula tem uma parede celular rígida. Pelo contrário, se colocarmos a mesma célula numa solução hipertónica, ela começará a perder água e a membrana plasmática desprender-se-á da parede celular.

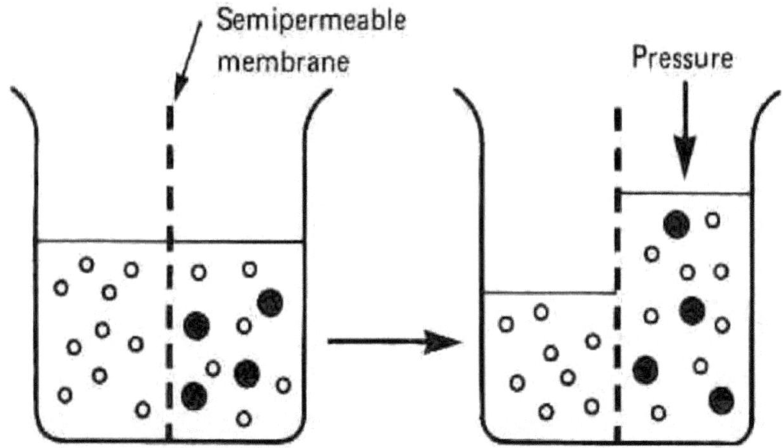

Como já foi dito, algumas substâncias podem atravessar livremente a membrana celular, mas outras não. Assim, a célula recruta mecanismos especiais que podemos dividir de acordo com a utilização de energia. Se, para o transporte de uma substância, não é necessária energia, então falamos de transporte passivo, que ocorre sempre na direção do gradiente de concentração. Quando a célula utiliza energia para o transporte de substâncias diz-se transporte ativo, é contra o gradiente de concentração (por isso necessita de energia), e divide-se em pinocitose e fagocitose.

A pinocitose é uma forma de endocitose em que pequenas partículas líquidas são introduzidas na célula suspensas em pequenas vesículas que, posteriormente, se fundem com lisossomas para hidrolisar ou decompor as partículas.

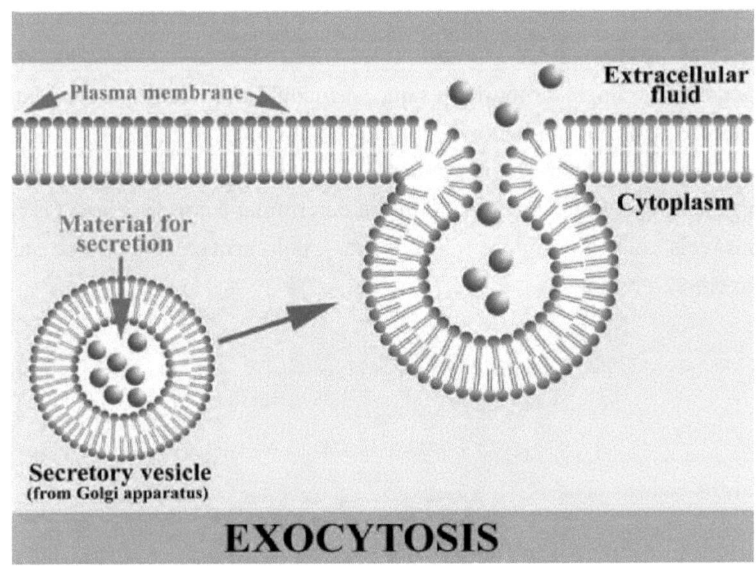

A fagocitose é uma forma específica de endocitose que envolve a internalização vesicular de partículas sólidas, como as bactérias. A fagocitose está envolvida na aquisição de nutrientes do ambiente e no sistema imunitário. Por exemplo, os macrófagos, através da fagocitose, engolfam bactérias. Esta vesícula fagocítica funde-se com os lisossomas primários, formando assim os lisossomas secundários. As enzimas dos lisossomas irão finalmente matar as bactérias.

A exocitose é uma forma de transporte inversa à endocitose. É o processo pelo qual uma célula direciona o conteúdo das vesículas secretoras para fora da membrana celular. Estas vesículas ligadas à membrana contêm proteínas solúveis que são segregadas para o ambiente extracelular, bem como proteínas de membrana e lípidos que são enviados para se tornarem componentes da membrana celular. As proteínas a serem excretadas são formadas nos ribossomas do retículo endoplasmático rugoso. Em seguida, são transferidas para o aparelho de Golgi para sofrerem algumas modificações e depois são excretadas. É desta forma, por exemplo, que as hormonas proteicas são produzidas e excretadas da célula.

1.2) Organelos celulares

Os organelos celulares estão suspensos no fluido gelatinoso do citosol e são adaptados e/ou especializados para desempenhar uma ou mais funções vitais.

Os plastídeos são organelos importantes que se encontram nas células das plantas e são o local de fabrico e armazenamento de compostos químicos importantes utilizados pela célula. Os plastídeos contêm frequentemente pigmentos utilizados na fotossíntese e os tipos de pigmentos presentes podem alterar ou determinar a cor da célula. Os plastídeos são responsáveis pela fotossíntese (cloroplastos), pelo armazenamento de substâncias de reserva, como o amido.

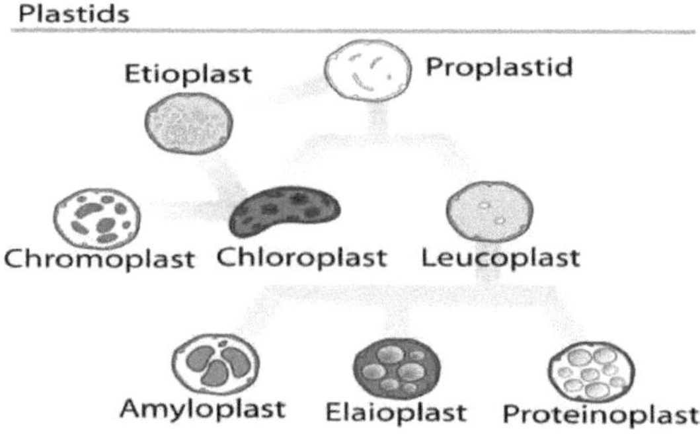

Os tilacóides são compartimentos ligados a membranas no interior dos cloroplastos e das cianobactérias.
São o local das reacções da fotossíntese dependentes da luz.

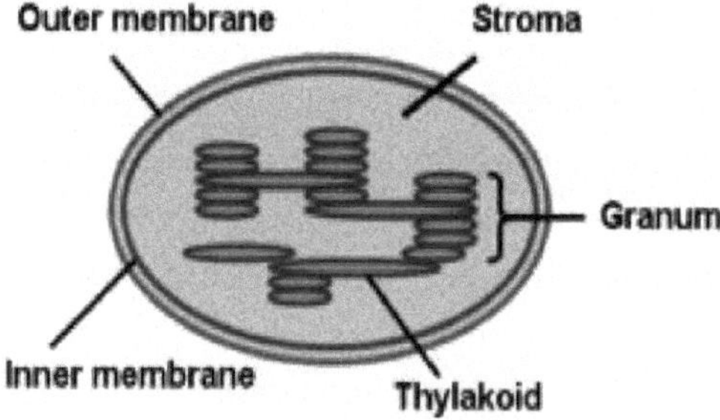

Os ribossomas são um grande complexo de ARNr e moléculas de proteína. São constituídos por duas subunidades e actuam como uma linha de montagem onde o ARN do núcleo é utilizado para sintetizar proteínas a partir de aminoácidos. Os ribossomas podem ser encontrados a flutuar livremente ou ligados a uma membrana (o retículo endoplasmático rugoso nos eucariotas, ou a membrana celular nos procariotas). Os procariotas têm ribossomas 70S (Svedberg), cada um constituído por uma subunidade pequena (30S) e uma subunidade grande (50S). A unidade de Svedberg é uma medida da taxa de sedimentação na centrifugação, em vez do tamanho, e explica porque é que os nomes dos fragmentos não se somam (70S é composto por 50S e 30S). Os eucariotas têm ribossomas 80S, cada um constituído por uma subunidade pequena (40S) e uma subunidade grande (60S). Os ribossomas livres, que flutuam para o citosol, produzem proteínas que permanecerão no interior da célula e serão utilizadas como componentes funcionais e estruturais. Os ribossomas ligados à membrana sintetizam proteínas que vão ser expelidas da célula (através da exocitose) e que serão utilizadas à distância, por exemplo, as hormonas proteicas.

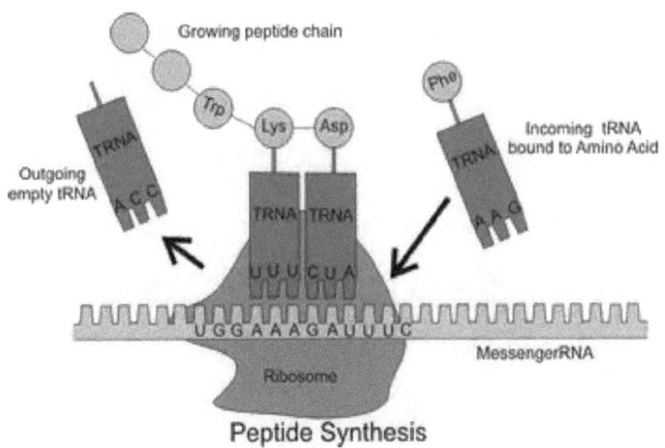

Peptide Synthesis

As mitocôndrias são organelos auto-replicantes que ocorrem em vários números, formas e tamanhos no citoplasma de todas as células eucarióticas. As mitocôndrias desempenham um papel fundamental na produção de energia na célula eucariótica (o ciclo de Krebs está localizado no interior das mitocôndrias). As mitocôndrias contêm o seu próprio ADN ou ARN, que é diferente do nuclear, e é muito parecido com o das células procarióticas, apoiando assim fortemente a teoria evolutiva da endossimbiose, segundo a qual as mitocôndrias eram organismos livres no passado, que foram aprisionados no interior da célula eucariota e sob esta forma aparecem atualmente. As mitocôndrias têm 99% de hereditariedade da mãe para o filho. Isto significa que as nossas vias metabólicas são maioritariamente influenciadas pelo metabolismo das nossas mães.

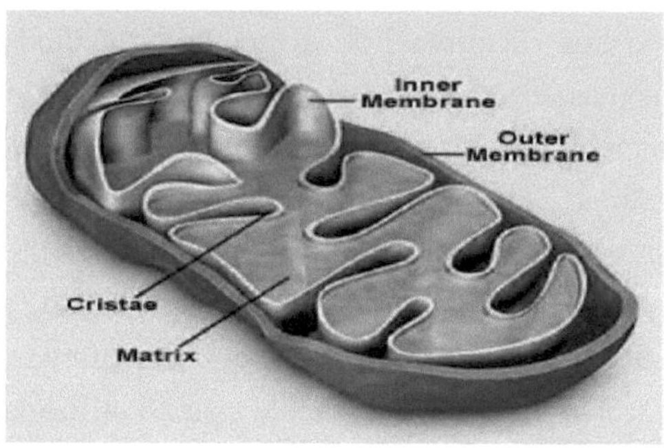

Os lisossomas contêm enzimas digestivas (proteases, sacarases, hidrolases, lipases) e digerem organelos em excesso ou desgastados, partículas de alimentos e vírus ou bactérias engolidos. A célula não poderia alojar estas enzimas destrutivas se não estivessem contidas num sistema ligado a uma membrana.

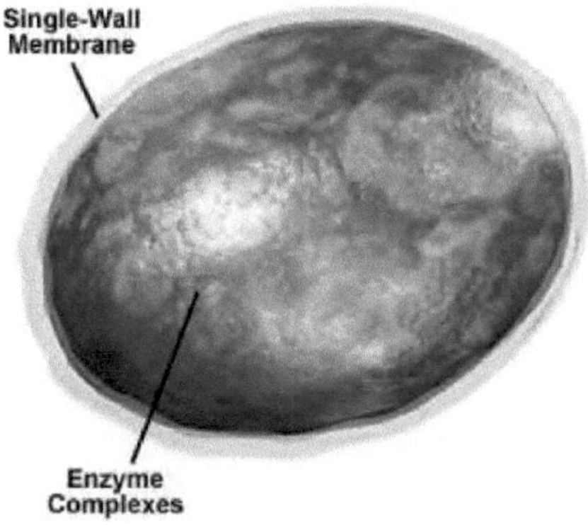

O retículo endoplasmático forma uma rede interligada de túbulos, vesículas e cisterna dentro das células. Podemos dividi-lo em retículo endoplasmático liso e retículo endoplasmático rugoso. O retículo endoplasmático liso (lucks ribossomas) sintetiza lípidos e esteróides, metaboliza hidratos de carbono e esteróides e regula a concentração de cálcio, a desintoxicação de drogas e a ligação de receptores às proteínas da membrana celular. O retículo endoplasmático rugoso tem as suas membranas cobertas por ribossomas, daí o seu nome. Numa secção de microscópio eletrónico aparece rugoso devido à presença de ribossomas. As proteínas que são sintetizadas no retículo endoplasmático rugoso são depois transferidas para o aparelho de Golgi para modificações pós-traducionais. A partir do aparelho de Golgi, são expulsas da célula.

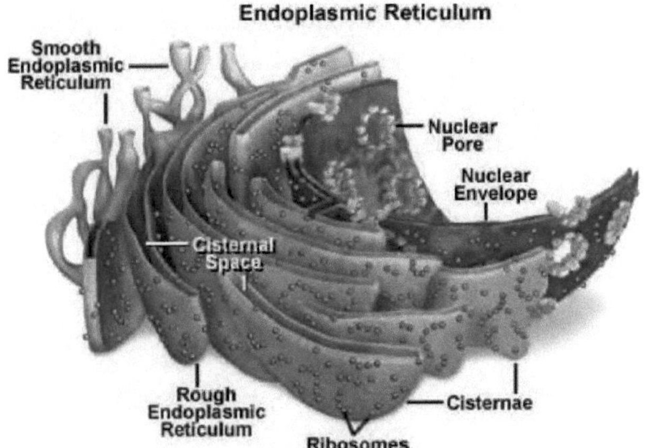

O aparelho de Golgi foi descoberto pelo médico italiano Camillo Golgi em 1898. A principal função do aparelho de Golgi é receber proteínas e lípidos (cis-face), sintetizados no retículo endoplasmático. No interior dos sacos membranosos do aparelho ocorre um ajuste e modificação das substâncias recebidas, após o que são embaladas em vesículas para secreção da célula (face trans).

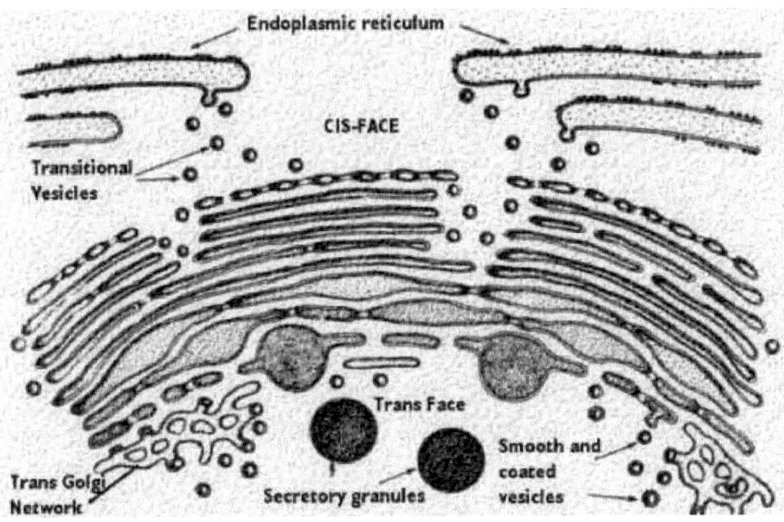

O núcleo possui um papel central na vida da célula. É o local onde o material genético, sob a forma de ADN e ARN, é guardado e fornece as instruções adequadas para todas as funções da célula. Pode ser único, ou em múltiplas cópias e pode possuir uma posição central ou periférica na célula. O núcleo é separado do citoplasma por uma membrana dupla chamada envelope nuclear. O envelope nuclear possui poros que permitem a comunicação com o citoplasma. O nucléolo é uma estrutura não ligada à membrana, que se encontra no interior do núcleo, e é responsável pela produção de ARNr (componente estrutural dos ribossomas).

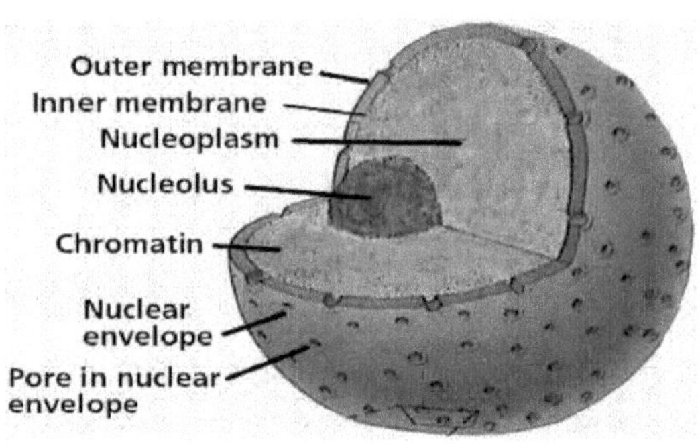

1.3) Divisão celular

A divisão celular é o processo pelo qual uma única célula (célula-mãe) se divide em duas células-filhas que contêm qualitativa e quantitativamente a mesma quantidade de material genético.

Os procariotas dividem-se por fissão binária, um processo muito mais simples do que a divisão dos eucariotas, que dá origem a células idênticas sem qualquer sinal de diferenciação celular.

Os eucariotas dividem-se de uma forma mais complicada, que é composta por cariocinese (mitose ou meiose) e citocinese.

O ciclo de vida celular compreende as seguintes fases: Fase G1, fase S, fase G2 e mitose. A mitose inclui a prófase, a metáfase, a anáfase e a telófase. Após estas fases segue-se a citocinese.

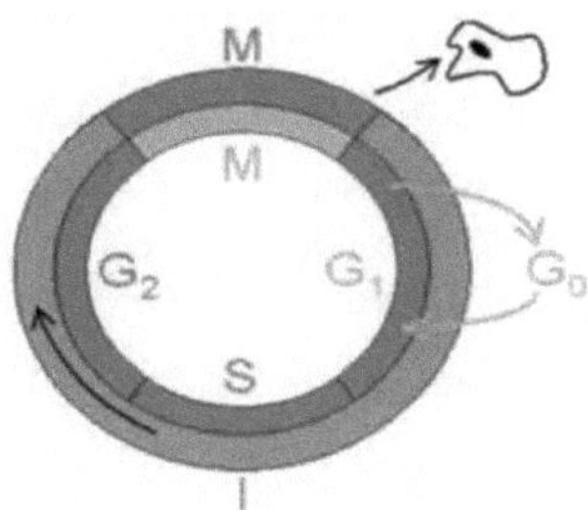

A fase G o existe em células que saíram temporariamente do ciclo celular, com a capacidade de voltar a entrar no ciclo após solicitação, como é o caso das células estaminais, ou que saíram permanentemente do ciclo, como é o caso dos neurónios (não têm a capacidade de se dividir).

A fase G1 é um período do ciclo celular durante a interfase, antes da fase S. Para muitas células, esta fase é o principal período de crescimento celular durante o seu tempo de vida. Durante esta fase, estão a ser sintetizados novos organelos, pelo que a célula necessita de proteínas estruturais e enzimas, o que resulta numa grande quantidade de síntese proteica e numa elevada taxa metabólica na célula.

A fase S (Síntese) é um período do ciclo celular durante a interfase, entre a fase G1 e a fase G2. Após G1, a célula entra na fase S, onde ocorre a síntese ou replicação do ADN. No início da fase S, cada cromossoma é composto por uma molécula de ADN enrolada em dupla hélice, denominada cromatídeo. No final desta fase, cada cromossoma tem duas moléculas idênticas de dupla hélice de ADN e, portanto, é composto por duas cromátides irmãs (unidas no centrómero). O resultado final é a existência de material genético duplicado na célula, que acabará por se dividir em duas.

A fase G2 é a terceira, última e geralmente a mais curta fase durante a interfase do ciclo celular, na qual a célula passa por um período de crescimento rápido para se preparar para a mitose. Segue-se à conclusão bem sucedida da síntese de ADN e da replicação cromossómica durante a fase S.

No final destas fases, segue-se a mitose:

A prófase é o processo pelo qual a cromatina frouxamente enrolada dentro do núcleo se condensa numa estrutura altamente ordenada chamada cromossoma. Uma vez que o material genético já foi duplicado anteriormente na fase S, os cromossomas replicados têm duas cromátides irmãs, unidas no centrómero.

A metafase é o processo pelo qual os centrómeros dos cromossomas se reúnem ao longo da placa metafásica ou plano equatorial, uma linha imaginária que se encontra a igual distância dos dois pólos dos centrossomas.

A anáfase é o processo pelo qual as cromátides irmãs, que se tornaram cromossomas irmãos distintos, são separadas e movem-se em direção aos respectivos centrossomas aos quais estão ligadas. De seguida, os centrossomas afastam-se para os pólos opostos da célula.

A telófase é o processo pelo qual os cromossomas irmãos se ligam em extremidades opostas da célula. Um novo envelope nuclear, utilizando fragmentos da membrana nuclear da célula-mãe, forma-se à volta de cada conjunto de cromossomas irmãos separados. Ambos os conjuntos de cromossomas, agora rodeados por novos núcleos, voltam a desdobrar-se em cromatina.

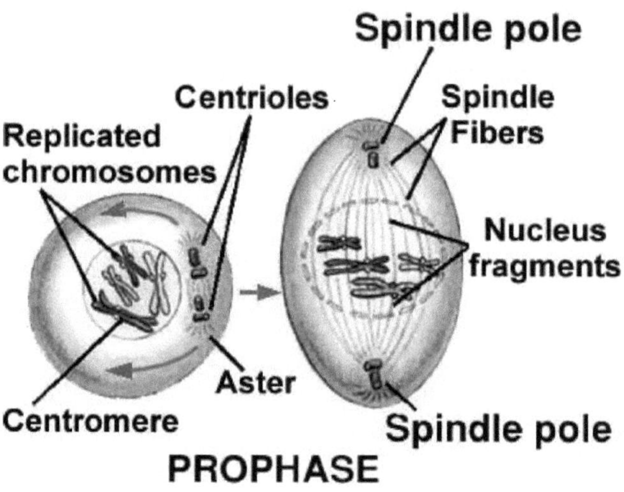

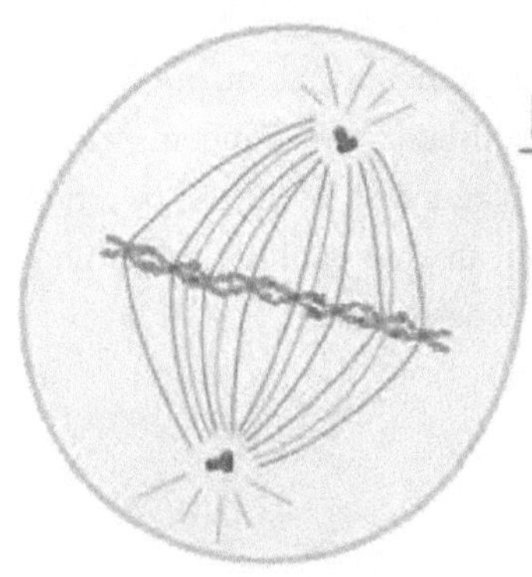

Metaphase

Chromosomes line up along **metaphase plate** (imaginary plane)

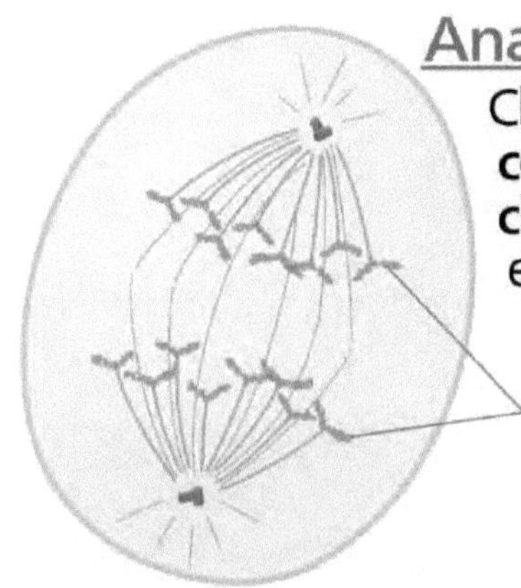

Anaphase

Chromosomes break at **centromeres**, and **sister chromatids** move to opposite ends of the cell

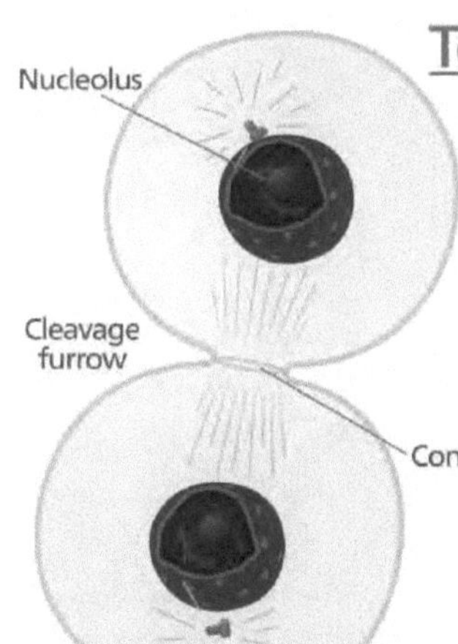

Telophase and Cytokinesis

Nuclear membrane reforms, nucleoli reappear, chromosomes unwind into chromatin

Myosin II and **actin** filament ring contract to cleave cell in two

A meiose divide as células diplóides e, através de duas divisões redutoras sucessivas, produz quatro células haplóides que são chamadas gâmetas. Assim, por esta via o óvulo tem um tubo germinativo haploide, e o espermatozoide também tem um tubo germinativo haploide. Quando o espermatozoide fecunda o óvulo temos a produção de um zigoto diploide, que depois se dividirá mitoticamente para dar origem ao embrião através de uma série de proliferações e diferenciações celulares.

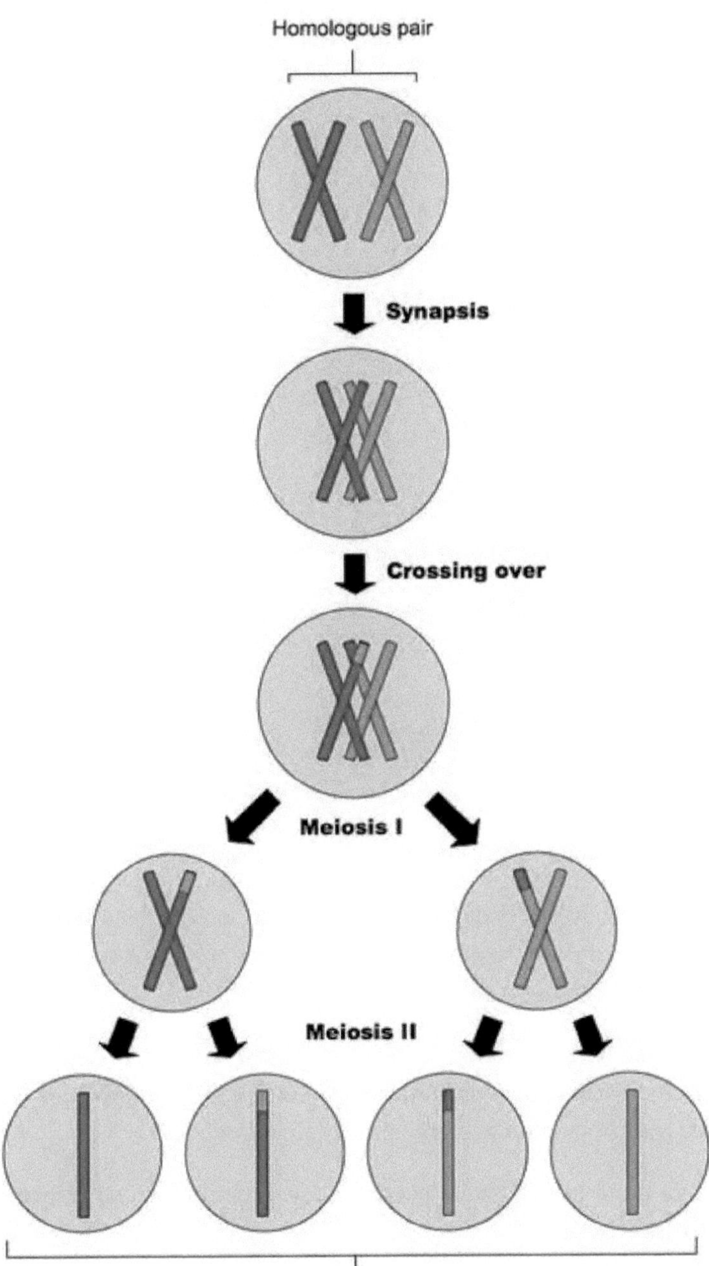

Four genetically distinct haploid daughter cells
(middle two are *recombinants*)

2) A fábrica

As plantas são organismos vivos eucarióticos de tamanho variável, desde organismos unicelulares a organismos multicelulares.

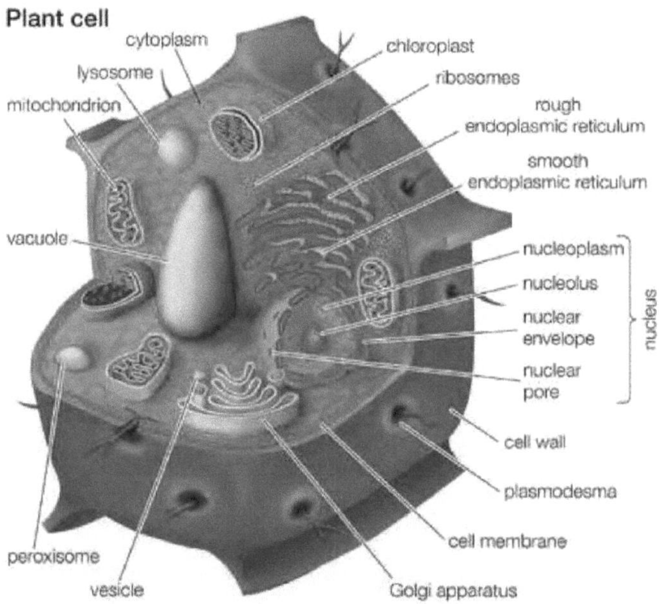

De acordo com o seu modo de nutrição, podemos enumerá-los nos seguintes grupos:

Uma planta mixotrófica pode utilizar para a sua nutrição uma mistura de diferentes fontes de energia. Podem combinar mecanismos autotróficos e heterotróficos para obter os elementos necessários à sua sobrevivência.

Uma planta autotrófica pode produzir compostos orgânicos complexos a partir de moléculas inorgânicas simples, utilizando a energia da luz (através da fotossíntese) ou através de reacções químicas inorgânicas (quimiossíntese).

Uma planta heterotrófica obtém energia da luz, mas precisa de carbono numa forma orgânica para crescer.

Planta saprófita que, através da mineralização das substâncias orgânicas presentes no solo, transforma a matéria orgânica morta, participando assim no ciclo das substâncias.

As plantas carnívoras são plantas que obtêm parte ou a maior parte dos seus nutrientes através da captura e consumo de animais ou protozoários, normalmente insectos e outros artrópodes. Desta forma, adaptam-se para crescer em locais onde o solo é pouco denso ou pobre em nutrientes, especialmente azoto.

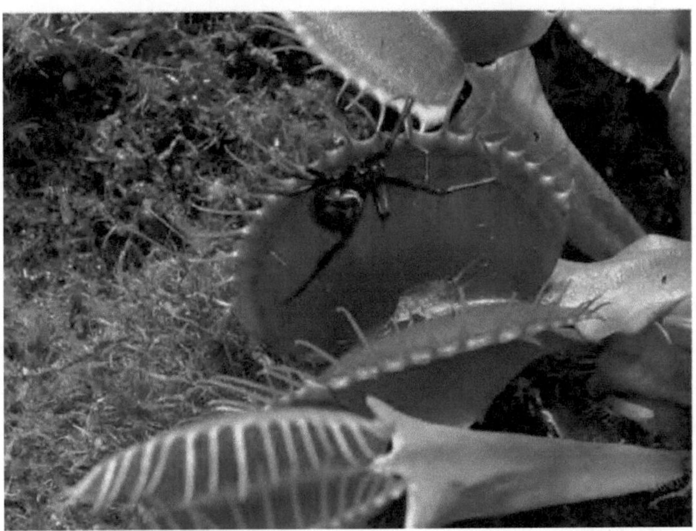

2.1) A folha

A folha é um órgão vegetal acima do solo especializado na fotossíntese através dos seus cloroplastos. Para este efeito, uma folha é tipicamente plana (laminar) e fina. Na maioria das plantas, as folhas são também o local onde ocorre a transpiração e o armazenamento de alimentos e água. A folha é composta por uma lâmina e pelo pecíolo (talo). De acordo com a morfologia, podemos distinguir uma folha simples, que tem apenas uma lâmina por folha, e a folha composta, que tem muitas lâminas distintas por folha. De acordo com a estrutura, podemos dividi-las em folhas monofaciais e bifaciais. O mesofilo das folhas monofaciais não apresenta sinais de diferenciação. Pelo contrário, o parênquima das folhas bifaciais está bem organizado em parênquima paliçádico e esponjoso.

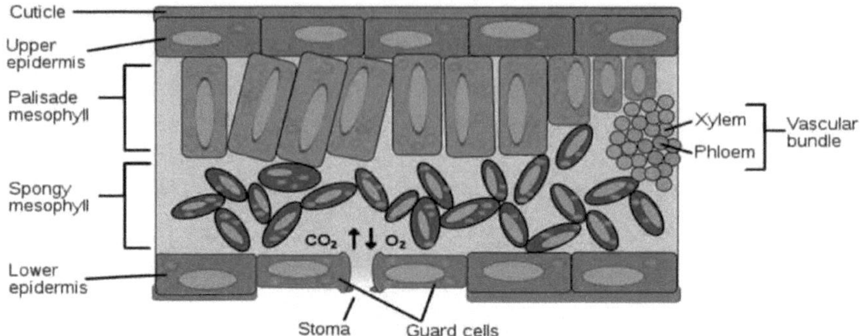

A epiderme é a camada exterior de células que cobre a folha. É geralmente transparente e coberta do exterior por uma cutícula cerosa que impede a perda de água e protege dos insectos. O tecido da epiderme inclui vários tipos de células diferenciadas: células epidérmicas, células de guarda e pêlos epidérmicos (tricomas). As células-guarda rodeiam os estomas e controlam a evaporação da água e a troca de gases. Os tricomas podem ser de cobertura, urticantes e absorventes, consoante a sua função.

2.2) Venação da folha

É a disposição das nervuras (xilema e floema) que podem ser vistas na superfície de uma folha. Estas nervuras pertencem ao feixe vascular geral da planta. Podemos distinguir três tipos principais: paralelas, pinadas e palmadas.

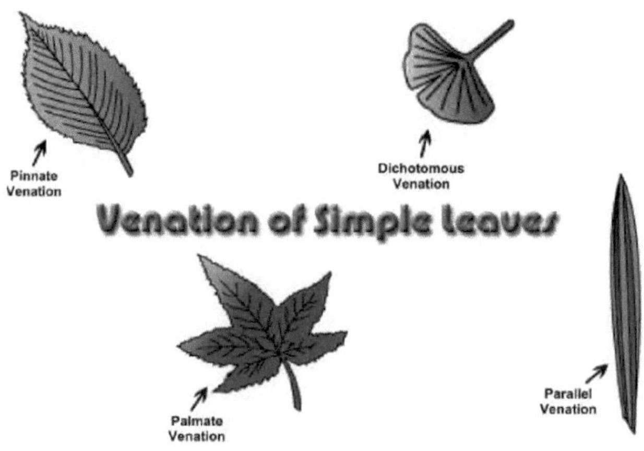

2.3) Inflorescência

A inflorescência é um grupo ou cacho de flores dispostas num caule composto por um ramo principal ou por uma complicada disposição de ramos. O caule que sustenta toda a inflorescência é chamado pedúnculo e o caule principal que sustenta as flores ou mais ramos dentro da inflorescência é chamado ráquis. O pedúnculo de cada flor isolada chama-se pedicelo. As inflorescências, de acordo com o seu modo de ramificação, podem ser classificadas em simples ou compostas.

As inflorescências simples são classificadas em indeterminadas e determinadas. As inflorescências simples indeterminadas são geralmente chamadas racemosas e podem ser subdivididas em: racemo, espiga, corimbo, umbela, espádice e capitulo. Um racemo é uma inflorescência indeterminada, não ramificada, com flores pediceladas (pedúnculos florais curtos) ao longo do eixo.

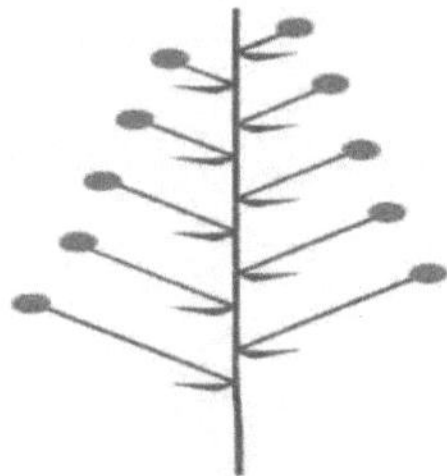

A espiga é um tipo de racemo, com flores que não têm pedicelo.

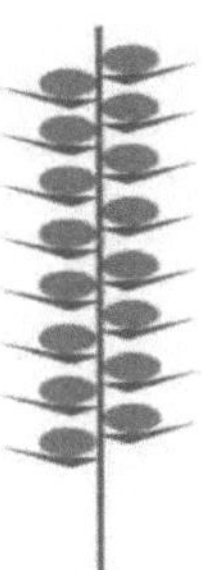

Um corimbo é uma inflorescência não ramificada, indeterminada, de topo plano ou convexo devido aos seus pedicelos exteriores, que são progressivamente mais longos do que os interiores.

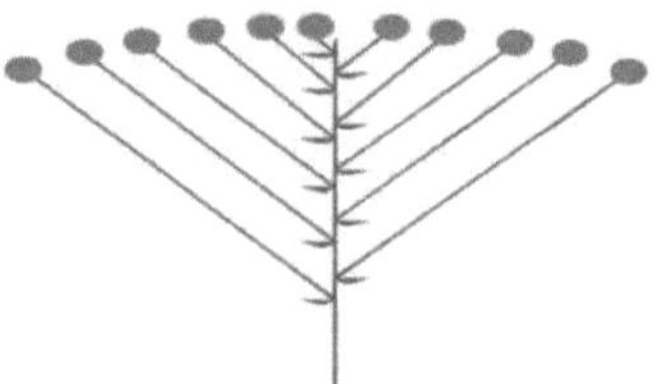

A umbela é um tipo de racemo com um eixo curto e vários pedicelos florais de igual comprimento que parecem surgir de um ponto comum.

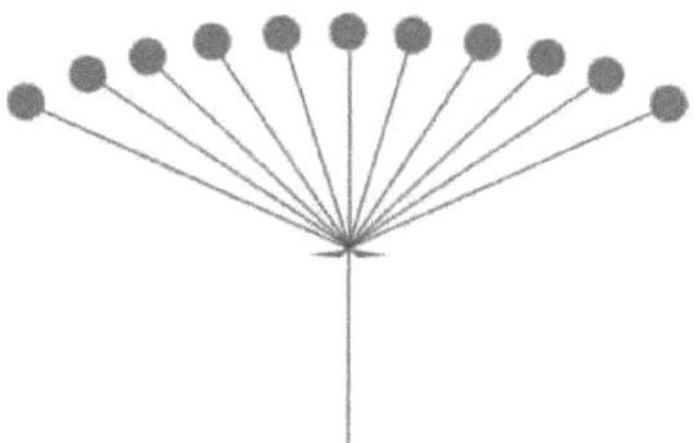

Uma espádice é uma espiga de flores densamente dispostas à sua volta, rodeada ou acompanhada por uma bráctea altamente especializada chamada espata.

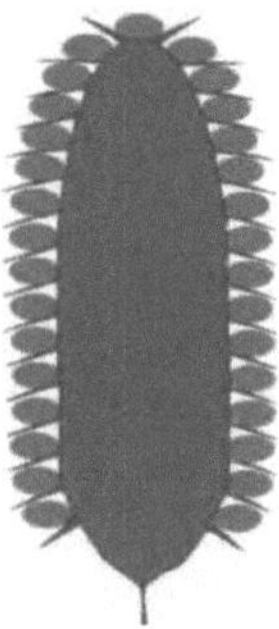

O capitulo é um racemo muito contraído em que as flores simples e sésseis se encontram numa haste alargada.

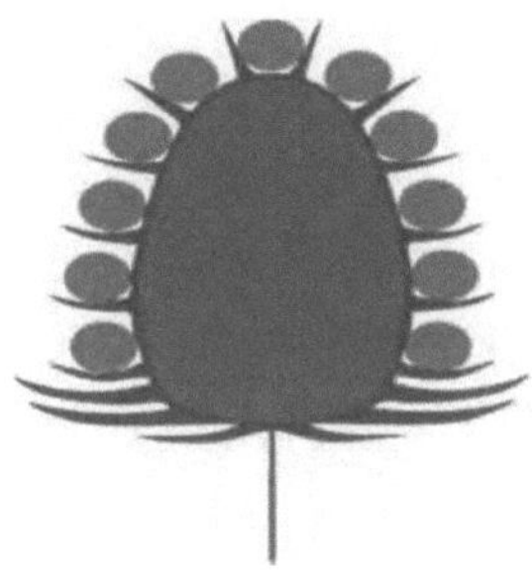

As inflorescências simples determinadas são geralmente chamadas cimosas. O principal tipo de inflorescência cimosa é o cime, que pode ser subdividido em bostryx (ou cime helicoidal), drepanium e cime escorpioide.

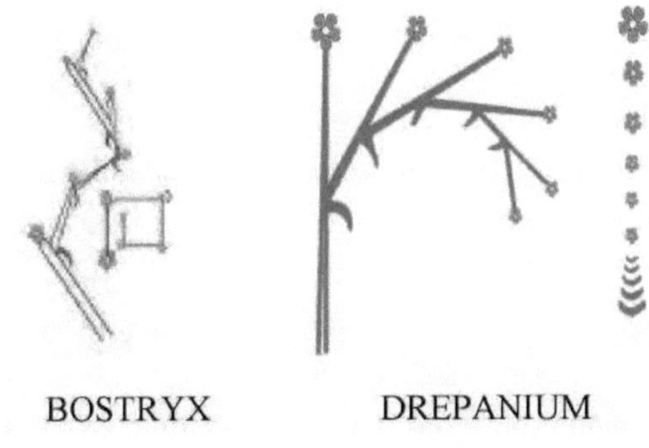

BOSTRYX DREPANIUM

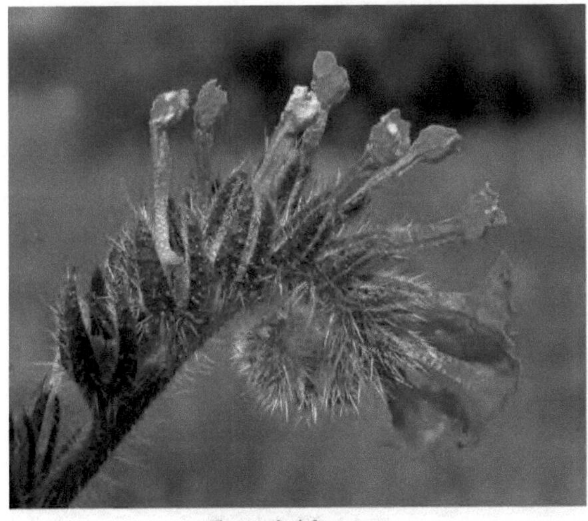

Scorpioid cyme

2.4) A semente

Uma semente é uma pequena planta embrionária que é o produto das gimnospérmicas e angiospérmicas, após a fertilização das flores da planta-mãe, através da polinização. As sementes têm um papel importante na reprodução e disseminação das plantas com flor, através de várias vias, como o vento, a água ou os animais.

Uma semente típica inclui três partes básicas: (1) um embrião, (2) um suprimento de nutrientes para o embrião, e (3) um revestimento de semente.

O embrião é uma planta imatura a partir da qual se desenvolve uma nova planta em condições adequadas. O embrião tem um cotilédone nas monocotiledóneas e dois cotilédones nas dicotiledóneas. A radícula é a raiz embrionária. O caule embrionário abaixo do ponto de fixação do(s) cotilédone(s) é o hipocótilo. O hipocótilo é o principal órgão de extensão da planta jovem e desenvolve-se no caule.

Dentro da semente, existe normalmente uma reserva de nutrientes para a alimentação do embrião em desenvolvimento. A forma da nutrição armazenada varia consoante o tipo de planta. Nas angiospérmicas, o alimento armazenado começa como um tecido chamado endosperma, que é derivado da planta-mãe através de dupla fertilização (típica das Magnoliophyta). Isto resulta na produção de um endosperma triploide, rico em óleo, ou amido e proteínas, e um perisperma diploide.

O revestimento da semente (ou testa) envolve o embrião em desenvolvimento para o proteger da desidratação e de lesões mecânicas. Pode ser uma camada fina como papel, ou mais dura e espessa como no coco.

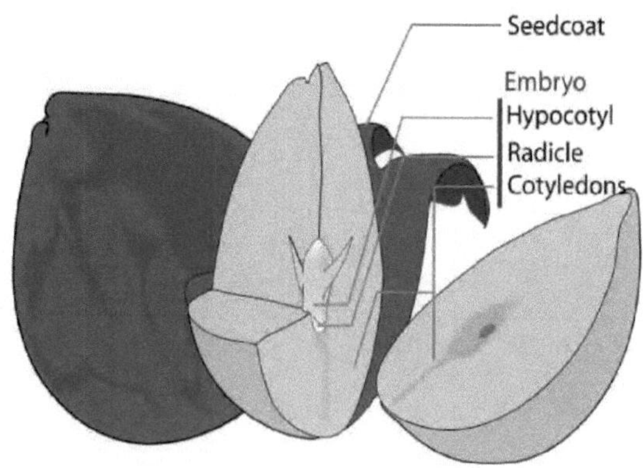

2.5) Feixe vascular da planta

Cada planta necessita de água e de substâncias inorgânicas para a sua sobrevivência e reprodução. Precisa de um meio para que estas substâncias absorvidas do solo possam ser suficientemente deslocadas para os locais onde se realiza a fotossíntese, as folhas. É notável que árvores com muitos metros de altura consigam suportar esse movimento através do diapnoe. Este sistema condutor, desde a raiz até às folhas, constitui o feixe vascular das plantas, e é representado pelas veias. As veias são constituídas por xilema e floema. O xilema transporta a água e os minerais das raízes para as folhas. O xilema transporta a água e os minerais das raízes para as folhas. Isto acontece quando o potencial hídrico das células da raiz é mais negativo do que o do solo, normalmente devido a elevadas concentrações de soluto, e a água pode mover-se por osmose para a raiz a partir do solo. Isto provoca uma pressão positiva que força a água e os minerais a subirem pelo xilema em direção às folhas. O floema transporta os produtos da fotossíntese das folhas para todas as partes da planta onde são necessários. Trata-se de nutrientes orgânicos, nomeadamente a sacarose.

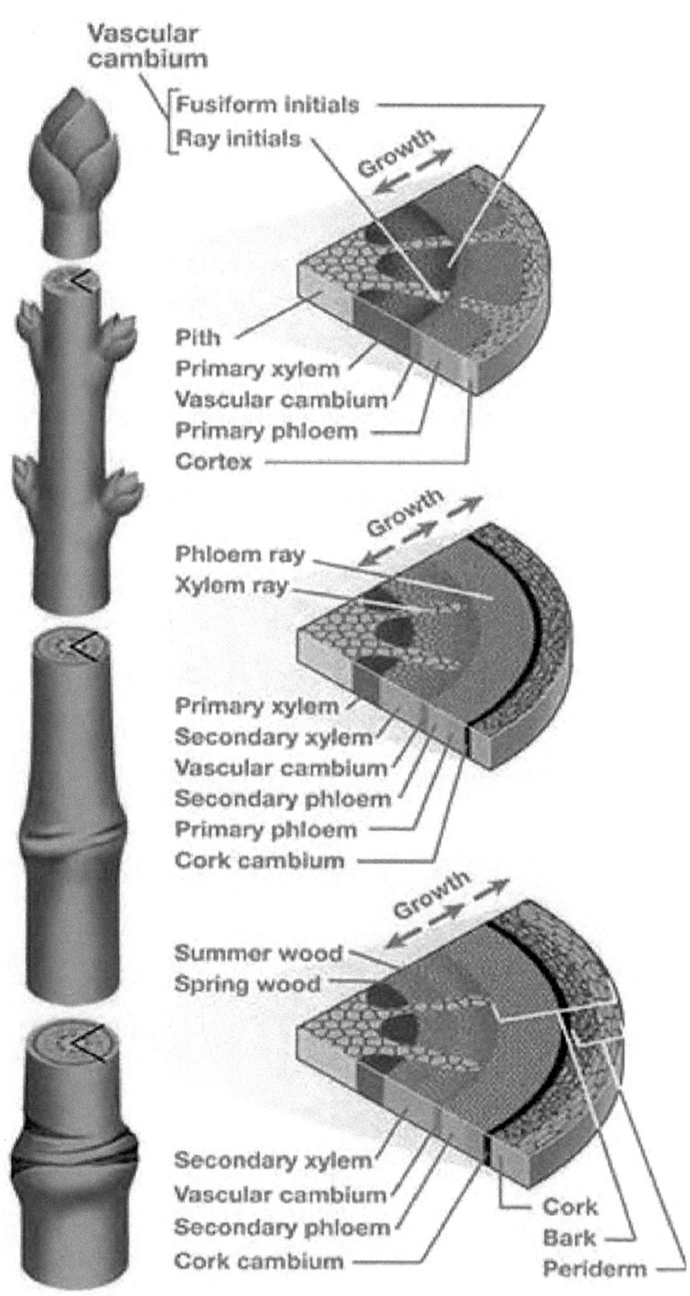
Vascular cambium
Fusiform initials
Ray initials
Growth
Pith
Primary xylem
Vascular cambium
Primary phloem
Cortex
Growth
Phloem ray
Xylem ray
Primary xylem
Secondary xylem
Vascular cambium
Secondary phloem
Primary phloem
Cork cambium
Growth
Summer wood
Spring wood
Secondary xylem
Vascular cambium
Secondary phloem
Cork cambium
Cork
Bark
Periderm

2.6) A raiz

A raiz é o órgão de uma planta que normalmente se encontra abaixo da superfície do solo. As três principais funções das raízes são: 1) absorção de água e nutrientes inorgânicos, 2) fixação do corpo da planta ao solo e 3) armazenamento de alimentos e nutrientes. As raízes podem ser classificadas em: aéreas, de sustentação, de reserva, simbióticas e haustórios.

As raízes aéreas estão inteiramente acima do solo e funcionam como raízes de apoio. Encontram-se em zonas com água estagnada.

As raízes de reserva são modificadas para armazenar alimentos ou água, por exemplo, nas cenouras.

As raízes simbióticas são encontradas em plantas que entram em simbiose com certos fungos para formar micorrizas, e uma grande variedade de outros organismos, incluindo bactérias. Nesta associação mutualista, a planta fornece hidratos de carbono aos microrganismos e os micróbios fornecem à planta iões fosfato e azoto, que a planta não consegue obter por si só.
As raízes haustórios são chamadas raízes de plantas parasitas, que podem absorver água e nutrientes de uma outra planta.

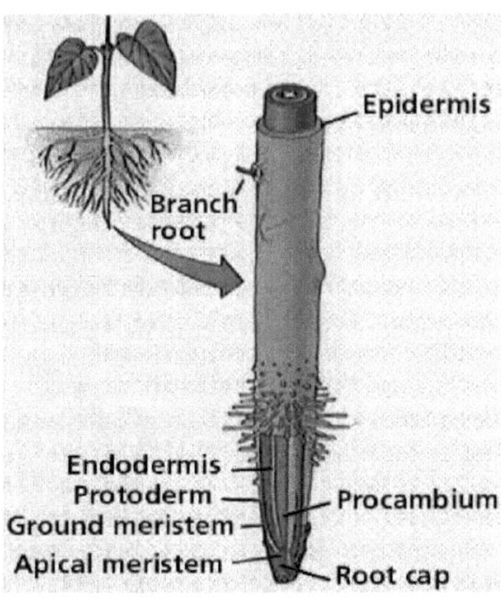

3) Genética

A genética deu os seus primeiros passos em meados do século XVIII com a investigação aplicada e teórica de Gregor Mendel. Atualmente, é uma ciência altamente evolutiva com uma série de aplicações na biologia e medicina modernas. A genética é o estudo da estrutura dos genes, da sua função e da transmissão de sinais hereditários de pais para filhos. Estes sinais hereditários estão codificados nos genes, que são os principais guardiões da informação genética.

3.1) Genes

Um gene é uma sequência de ácido nucleico (ADN ou, no caso de alguns vírus, ARN) que fornece a informação para a codificação de um ARN, ou proteína, necessária ao organismo. A combinação de todos os genes de um organismo é denominada genótipo ou genoma. Cada organismo tem várias cópias de genes que codificam a mesma caraterística, mas de forma diferente, denominadas alelos. Por exemplo, o genoma humano tem muitos alelos que determinam a cor dos olhos. Todos os alelos controlam a mesma caraterística (cor), mas de uma forma diferente (olhos castanhos, azuis ou verdes). Os alelos podem ser classificados como dominantes e recessivos. Os dominantes são aqueles que, em determinadas circunstâncias ambientais, dão um sinal fenotípico, quer numa combinação homozigótica, quer numa combinação heterozigótica. Os alelos recessivos têm de estar em combinação homozigótica para que haja manifestação fenotípica.

Como já foi dito, os genes controlam todas as partes e manifestações da nossa vida: desde a nossa aparência externa, as vias bioquímicas, as funções enzimáticas, até à nossa psicologia. Assim, é importante que exista um nível suficiente de mecanismos reguladores que controlem quando os genes serão expressos, durante quanto tempo e que o organismo obtenha a quantidade necessária de produto. Todos os genes têm regiões reguladoras para esse efeito. Uma região reguladora partilhada por quase todos os genes é conhecida como promotor, que fornece uma posição que é reconhecida pela maquinaria de transcrição, quando um gene está prestes a ser transcrito e expresso. Um gene pode ter mais do que um promotor, o que resulta em RNAs que diferem na extensão da extremidade 5' (a transcrição tem uma direção de 5 para 3). Alguns genes têm promotores "fortes", que se ligam bem à maquinaria de transcrição, e outros têm promotores "fracos", que se ligam mal a ela. Esses promotores "fracos" geralmente permitem uma taxa de transcrição mais baixa do que os promotores "fortes", porque a maquinaria de transcrição se liga a eles e inicia a transcrição com menos frequência. Uma outra região reguladora possível inclui os potenciadores, que podem ser ligados a proteínas (factores de transcrição), de modo a aumentar a taxa de transcrição do gene que controlam. A maioria das regiões reguladoras estão localizadas a montante - em direção à extremidade 5 da sequência do ácido nucleico. As regiões promotoras eucarióticas são muito mais complexas e difíceis de identificar do que as promotoras procarióticas.

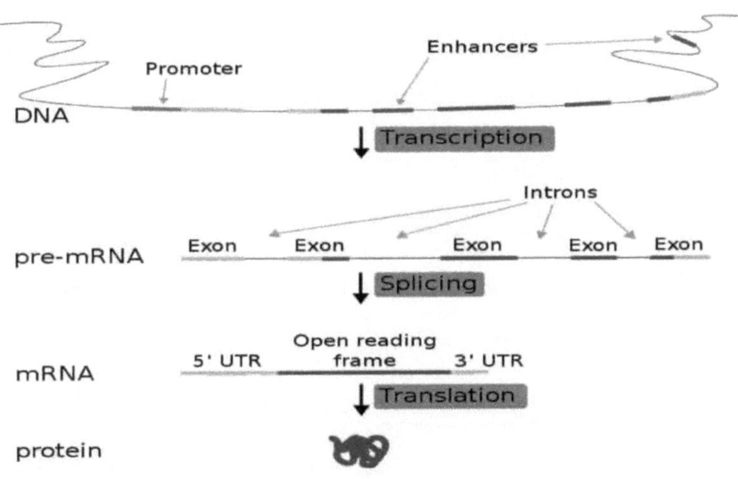

Muitos genes procarióticos estão organizados em operões, que são grupos de genes que são transcritos como uma unidade e são controlados pelas mesmas regiões reguladoras. Este facto contrasta com os organismos eucariotas, onde cada gene tem a sua própria região reguladora. Este facto também realça a maior complexidade dos eucariotas em comparação com os procariotas. Os procariotas podem também ter informação genética adicional localizada em plasmídeos. Os plasmídeos contêm uma pequena quantidade de genes que normalmente dizem respeito à resistência a alguns antibióticos. Estes plasmídeos podem ser transferidos de uma bactéria para outra, através de conjugação, dando assim a outras bactérias a capacidade de serem resistentes a alguns antibióticos.

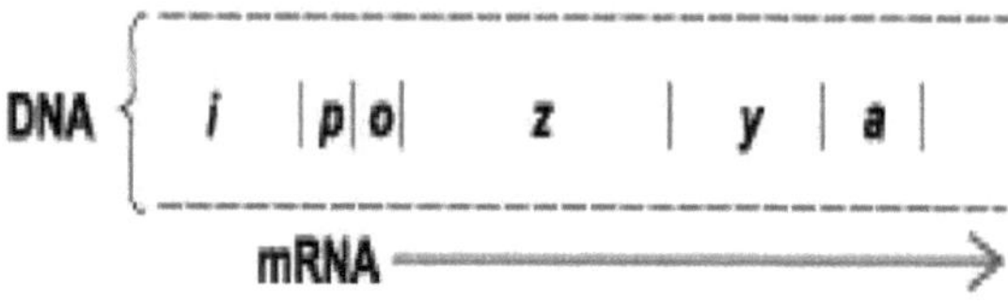

3.2) Cromossomas

O conjunto total de genes de uma célula (genoma) pode estar armazenado num ou mais cromossomas. A região do cromossoma onde se encontra um determinado gene é designada por locus. Um cromossoma é constituído por uma única hélice de ADN muito longa, na qual se podem encontrar milhares de genes. Sabe-se hoje que cada cromossoma não contém a mesma quantidade de genes em todo o seu comprimento. Assim, existem desertos genéticos onde não se encontra nenhum gene e outras regiões ricas em genes. Cada célula somática humana (diploide) contém 44 autossomas (metade da mãe e metade do pai) e 2 cromossomas sexuais ou gonossomas (X, Y), o que dá um número líquido de 46 cromossomas. O número total de cromossomas, que é caraterístico de cada espécie animal, é designado por cariótipo. No cariótipo humano, os cromossomas estão organizados em sete grupos: grupo A (1-3), grupo B (4-5), grupo C (6-12), grupo D (13-15), grupo E (16-18), grupo F (19-20), grupo G (21-22).

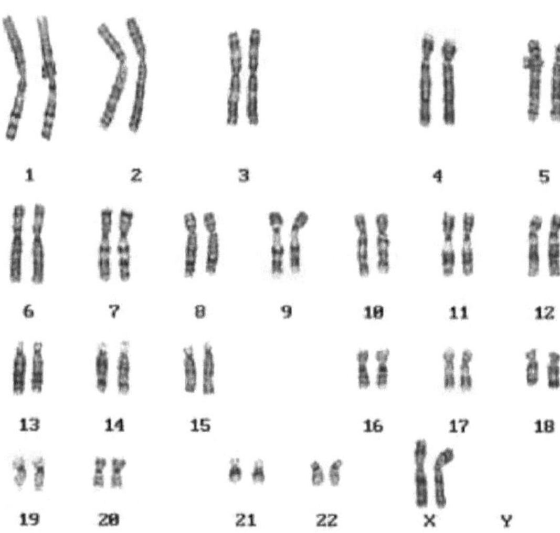

Como já foi referido, todas as células somáticas humanas têm o mesmo número de cromossomas, logo os mesmos genes. Mas em cada célula há uma parte diferente do ADN que está a ser expressa, pelo que são produzidos produtos diferentes e, finalmente, órgãos e tecidos diferentes.

A expressão genética é uma correlação dinâmica entre o genótipo, o ambiente e o fenótipo. Por exemplo, existe uma família com o pai com 183 cm de altura, a mãe com 175 cm de altura e a criança com 190 cm de altura. Isto indica que a criança tem no seu genoma a informação para uma gama de alturas, por exemplo, até 195 cm. Sob as condições ambientais dadas, a criança terá a altura mínima quando, por exemplo, não tiver um fornecimento suficiente de nutrientes, ou terá a altura máxima possível (195 cm) quando crescer em condições ambientais óptimas, por exemplo, com um fornecimento suficiente de nutrientes.

3.3) Mutações

As mutações são alterações na sequência de ADN do genoma de uma célula, que podem resultar na alteração do produto genético e impedir que o gene funcione corretamente ou na perda total da sua função. Algumas mutações podem não ter qualquer efeito sobre o produto do gene (mutações silenciosas). As que afectam o produto do gene podem levar à produção de uma proteína que não funciona corretamente ou que é produzida em menor quantidade do que a necessária. No caso de a mutação afetar a produção de uma enzima, pode ter consequências prejudiciais para o metabolismo do indivíduo. As mutações podem ser classificadas como espontâneas e induzidas. As mutações espontâneas podem ocorrer na natureza sem o envolvimento do ser humano, por exemplo, devido à irradiação solar. As mutações induzidas ocorrem em laboratório pelo homem, por exemplo, ao colocar no ADN análogos de bases para ver como o ADN reagirá e se continuará a funcionar.

Também podemos classificar as mutações 1) de acordo com o seu efeito na estrutura, por exemplo, mutações cromossómicas, que afectam a estrutura dos cromossomas, 2) de acordo com o seu efeito na função, por exemplo, quando há perda de função do gene ou ganho de função num gene anteriormente não codificante, e 3) de acordo com o seu efeito na aptidão, por exemplo, mutação prejudicial (diminui a aptidão do organismo), mutação benéfica (aumenta a aptidão do organismo), mutação neutra (não tem efeito prejudicial ou benéfico no organismo).

Cada mutação, independentemente da sua origem, está sob a pressão da seleção natural. Assim, se o organismo, após a mutação, obtiver caraterísticas que lhe permitam sobreviver melhor no seu ambiente, transmitirá esses novos genes vantajosos às gerações seguintes. Se após a mutação forem produzidos genes que dificultam a sobrevivência do organismo, esse organismo acabará por morrer, pelo que esses genes não passarão às gerações seguintes.

As mutações dos genes são a forma através da qual a evolução e a seleção natural produziram toda esta grande variedade de genes que existem hoje. Os organismos primitivos não tinham uma quantidade tão grande de genes. Após as mutações foram produzidos novos genes, dos quais apenas os mais vantajosos sobreviveram. Com o passar dos anos, novas mutações foram-se acumulando e apenas as mais vantajosas foram passando para as gerações seguintes. Este processo repetiu-se vezes sem conta, conduzindo assim à grande variabilidade atual.

3.4) Replicação

A replicação do ADN é um processo fundamental que ocorre em todos os organismos vivos com o objetivo de copiar o seu ADN. No final deste processo, as células-filhas devem ter quantitativa e qualitativamente a mesma quantidade de ADN que a célula-mãe. Na célula, a replicação do ADN inicia-se na forquilha de replicação. Aí, é recrutada uma enzima, a DNA helicase, que ajuda a destorcer a hélice torcida do DNA, permitindo assim que as próximas enzimas de replicação se aproximem. À medida que a DNA helicase avança, deixa para trás as duas cadeias separadas de DNA. Uma delas é a fita principal e a outra é a fita secundária. A cadeia principal permite a síntese de uma cadeia contínua de ADN na direção 5' a 3'. Para iniciar a síntese é necessário um segmento curto de ARN (iniciador) que permitirá à ADN polimerase alongar a cadeia. A DNA polimerase não é capaz de iniciar a replicação sem o primer de RNA. Esta polimerase é uma DNA polimerase III (DNA Pol III) em procariotas, e Pol ε em eucariotas. Ela alonga a cadeia adicionando novos nucleótidos à extremidade 3' e ligando-os com ligações fosfodiéster. Os nucleótidos são adicionados de acordo com o modelo, sendo a adenina (A) sempre combinada com a timina (T) e a guanina (G) sempre combinada com a citosina (C). A cadeia de atraso não permite a síntese de uma cadeia contínua de ADN, mas a síntese é efectuada passo a passo através dos fragmentos de Okazaki. Assim, temos aqui a síntese de múltiplos segmentos de ADN (fragmentos de Okazaki) que são depois ligados entre si para produzir uma cadeia contínua de ADN. Cada segmento necessita de um iniciador de ARN para que a ADN polimerase possa atuar (como na cadeia principal). A DNA polimerase III ou Pol δ alonga os segmentos do iniciador, formando assim os fragmentos de Okazaki. A remoção do primer nos eucariotas é efectuada pela Pol δ . No final de todo o processo de replicação, uma enzima, a DNA ligase, liga as cadeias complementares através de ligações de hidrogénio.

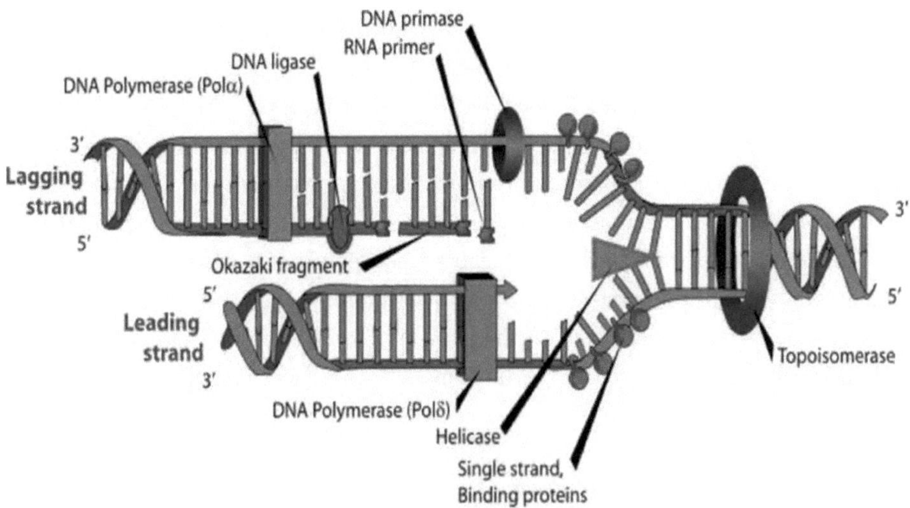

3.5) Transcrição

A transcrição é o processo de síntese de ARN que utiliza como modelo uma cadeia de ADN. Isto ocorre durante o processo de expressão da informação genética e pode produzir uma série de moléculas de RNA: RNA mensageiro (mRNA), RNA de transferência (tRNA), RNA ribossómico (rRNA) e RNA nuclear pequeno (snRNA). Apenas o ARNm pode prosseguir, através da tradução, para a produção de proteínas. O trecho de DNA transcrito em uma molécula de RNA é chamado de unidade de transcrição e inclui pelo menos um gene. A transcrição tem alguns mecanismos de controlo, mas são menos numerosos e menos eficazes do que o controlo da replicação do ADN; por conseguinte, a transcrição tem uma fidelidade de cópia inferior à da replicação do ADN. A transcrição do ADN tem uma direção de 5' para 3', tal como a replicação do ADN. Embora o ADN esteja organizado em duas cadeias antiparalelas, apenas uma das duas cadeias de ADN, denominada cadeia molde, é utilizada para a transcrição. Isso ocorre porque o RNA produzido é de fita simples. A outra cadeia de

ADN é designada por cadeia codificante, porque a sua sequência é a mesma que a da transcrição de ARN recém-criada (com a exceção de que o ARN contém uracilo em vez de timina). A transcrição é dividida em cinco etapas: pré-iniciação, iniciação, liberação do promotor, alongamento e terminação.

A pré-iniciação é o processo que precede a ligação da RNA polimerase e que permitirá o início da transcrição. Nos eucariotas, a RNA polimerase requer, para a sua ligação, a presença de uma sequência promotora nuclear no ADN. Os promotores centrais são sequências na região promotora do ADN que são essenciais para o início da transcrição . Estão localizados a montante do local de início da transcrição. A RNA polimerase é capaz de se ligar aos promotores nucleares na presença de vários factores de transcrição específicos. O tipo mais comum de promotor nuclear em eucariotas é uma sequência curta de ADN conhecida como TATA box. A TATA box é o local de ligação de uma série de factores de transcrição que acabam por permitir a aproximação da RNA polimerase. Outras proteínas, como os activadores (que aumentam a taxa de transcrição) e os repressores (que diminuem a taxa de transcrição), são utilizadas para modular a taxa de transcrição, de acordo com as necessidades da célula.

A iniciação é o processo em que a RNA polimerase se aproxima do segmento de ADN a ser transcrito, com a ajuda de factores de transcrição. A ligação da RNA polimerase assinala o início da transcrição. O conjunto completo de factores de transcrição e a RNA polimerase ligam-se ao promotor, formando o complexo de iniciação da transcrição. Em todo o comprimento da cadeia de ADN podem encontrar-se simultaneamente muitos complexos de iniciação da transcrição, que transcrevem diferentes segmentos de ADN.

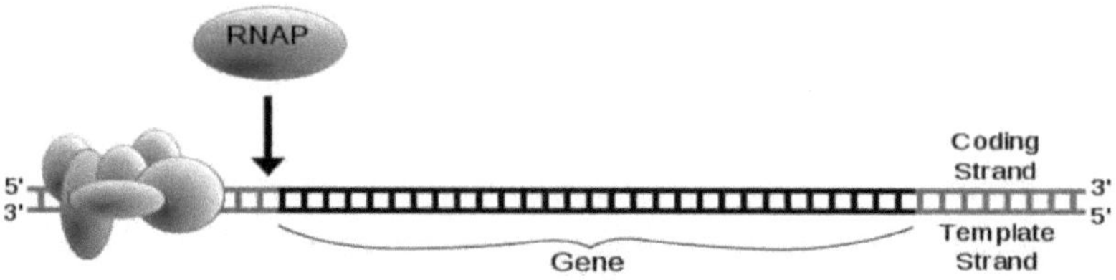

A desobstrução do promotor é o processo em que a RNA polimerase se desloca da região promotora, permitindo assim que outra RNA polimerase se aproxime e inicie novamente a transcrição (quando muitas RNA polimerases estão a transcrever ao mesmo tempo, o mesmo segmento de ADN, isto é chamado um polissoma). Este é um passo crítico até que a RNA polimerase possa produzir uma transcrição de 23 nucleótidos. Antes de atingir esse número de nucleótidos, a RNA polimerase pode dar origem a transcrições abortivas, que são transcrições libertadas com um comprimento inferior a 23 nucleótidos, sem qualquer função. Quando o número crítico de 23 nucleótidos é atingido, a RNA polimerase deixa de deslizar e o alongamento pode ocorrer.

O alongamento é o processo através do qual a RNA polimerase se move sobre a cadeia-modelo e utiliza o emparelhamento de bases complementares com o modelo de ADN para criar uma cópia de ARN. Isto produz uma molécula de ARN que é uma cópia exacta da cadeia de codificação (com uracilo em vez de timina e riboses em vez de desoxirriboses do ADN).

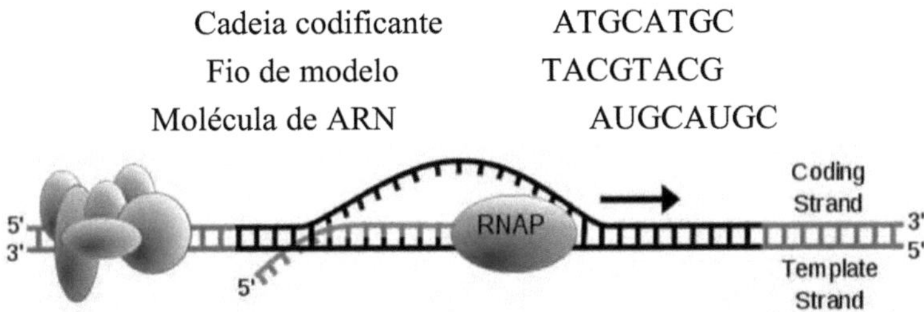

A terminação assinala o fim do processo de transcrição, a clivagem e a libertação do novo transcrito de ARN.

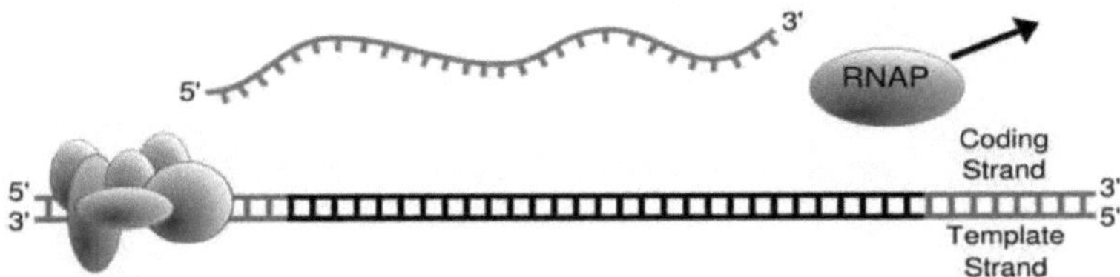

3.6) Tradução

A tradução é o passo final da expressão genética e conduz à produção de proteínas. O caso especial da tradução diz respeito ao facto de a "linguagem" dos nucleótidos ter de ser traduzida para uma "linguagem" diferente de aminoácidos. Assim, temos duas "linguagens" diferentes que precisam de encontrar um caminho comum, de modo a compreenderem a outra. Esse caminho comum é dado pelo código genético. O código genético pode dizer-se, em termos simples, que é um vocabulário que traduz a "linguagem" dos nucleótidos para a "linguagem" dos aminoácidos. Os nucleótidos que devem ser traduzidos estão dispostos de uma forma particular. Por exemplo, a cadeia de ARNm tem os seguintes nucleótidos: AUGACGGCCUGA. Estes são lidos pelo código genético como palavras de três letras: AUG/ACG/GCC/UGA e são traduzidos para o alfabeto de vinte letras de aminoácidos. Para que o processo de tradução ocorra, é necessário o ARNm, que actuará como modelo, os ribossomas (que são compostos por ARNr e proteínas) e o ARNt, que trará os aminoácidos para os ribossomas. Durante a ativação dos aminoácidos, estes são ligados a um braço do ARNt. O outro braço tem a região anticódona que coincide com a região do códão do ARNm. A região do códão do ARNm contém as palavras de três letras dos nucleótidos, que são designadas por códões.

4) Biologia humana

O corpo humano é constituído por cerca de 220 tipos diferentes de células que estão organizadas em vários tecidos e órgãos (agrupamento funcional de vários tecidos). Nas secções seguintes serão apresentados vários tecidos, órgãos e sistemas de órgãos existentes no corpo humano.

4.1) Ossos

Os ossos formam o esqueleto do corpo humano e são um tipo de tecido conjuntivo denso. A sua função é mover, suportar e proteger os vários órgãos. Também produzem elementos sanguíneos e armazenam minerais. Outros tipos de tecido que se encontram nos ossos são a medula óssea, o endósteo e o periósteo, os nervos, os vasos sanguíneos e a cartilagem.

4.2) Coluna vertebral

A coluna vertebral (espinha dorsal ou coluna vertebral) é uma coluna que consiste geralmente em 33-34 vértebras e está separada em cinco segmentos: cervical, torácico, lombar, sacro e cóccix. No seu canal espinal, aloja a medula espinal (parte do sistema nervoso central). Entre as vértebras adjacentes encontram-se os discos intervertebrais que permitem ligeiros movimentos das vértebras e, ao mesmo tempo, actuam como ligamentos que mantêm as vértebras unidas.

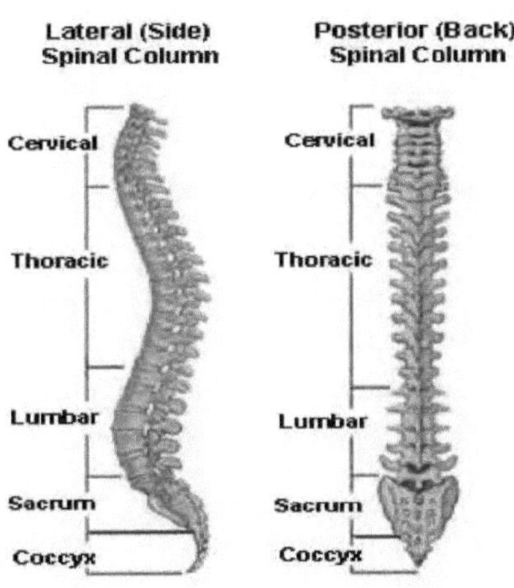

4.3) Músculos

O corpo humano é constituído por cerca de 600 músculos que, de acordo com o seu modo de inervação e estrutura, podem ser divididos em três grupos: estriados, lisos e cardíacos.

Os músculos estriados são também designados por músculos esqueléticos, destacando-se assim o seu papel na deslocação do esqueleto do corpo. O seu controlo está sob a influência do sistema nervoso somático, pelo que estão sujeitos à nossa vontade. São constituídos por três partes: a origem, que se liga à parte menos móvel do esqueleto, o ventre, e a inserção, que termina na parte mais móvel do esqueleto. O músculo esquelético é constituído pela agregação de células individuais, designadas por fibras musculares. Estas células (fibras musculares) são cilíndricas, multinucleadas e compostas por miofibrilhas de actina-miosina. As miofibrilas estão organizadas de forma repetida, os sarcómeros, e são responsáveis pela contração da célula muscular e pelo aspeto estriado microscópico do músculo.

Estrutura de um músculo esquelético

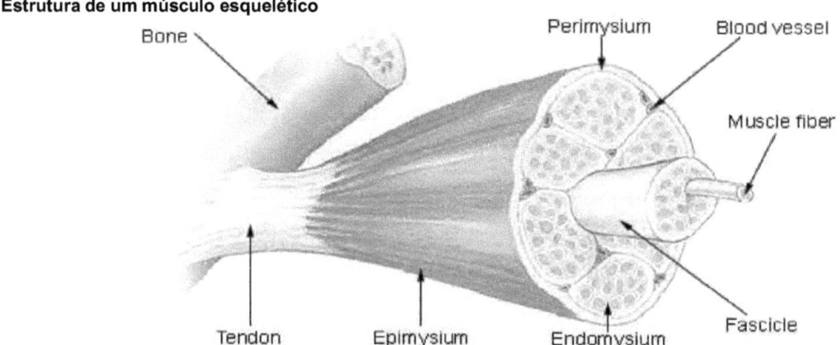

Os músculos lisos são também chamados músculos involuntários. Encontram-se maioritariamente nos órgãos internos e na parede dos vasos sanguíneos. Chamam-se lisos porque não há estrias cruzadas visíveis ao microscópio. Estão sob a influência do sistema nervoso autónomo, pelo que não estão sujeitos à nossa vontade. Em comparação com os músculos estriados, os músculos lisos contraem-se de forma mais lenta, por exemplo, nos movimentos peristálticos do intestino, durante um período de tempo mais longo, e podem ser influenciados por hormonas, por exemplo, as hormonas do stress (adrenalina, noradrenalina) provocam a dilatação da pupila do olho.

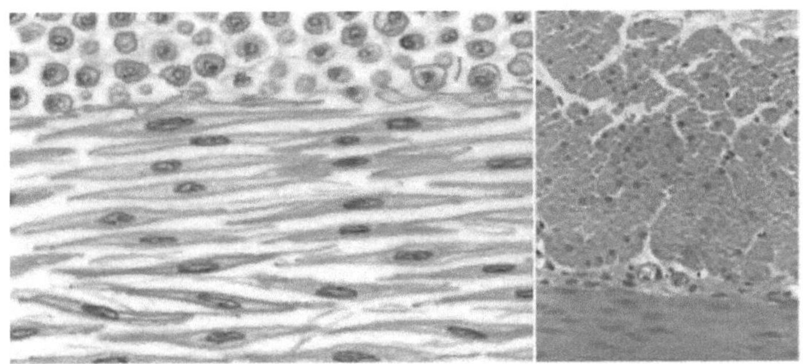

O músculo cardíaco encontra-se apenas no coração e tem caraterísticas de músculo estriado e de músculo liso: tem um aspeto estriado cruzado microscópico, mas está sob o controlo do sistema nervoso autónomo.

4.4) Sangue (composição e função)

O sangue é um fluido corporal importante que participa numa série de funções, tais como: termorregulação do corpo, regulação ácido-base (pH), transporte de oxigénio e nutrientes para as células e remoção dos produtos residuais do seu metabolismo. É composto por células sanguíneas e plasma sanguíneo. As células sanguíneas encontradas podem ser divididas em glóbulos vermelhos, glóbulos brancos e plaquetas. O plasma representa 55% do volume total do sangue e é composto por proteínas, electrólitos, nutrientes, produtos residuais do metabolismo dos tecidos e pelas células sanguíneas nele suspensas.

Os glóbulos vermelhos têm uma forma caraterística de disco bicôncavo e, durante a sua maturidade, não têm núcleo nem organelos. Contêm hemoglobina, que é uma proteína que contém ferro, responsável pelo transporte de oxigénio para os tecidos. Isto torna claro porque é que uma dieta sem ferro pode levar a distúrbios metabólicos, por exemplo, anemia. A proporção de sangue ocupada pelos glóbulos vermelhos é designada por hematócrito e pode aumentar em situações de falta de oxigénio, como na baixa pressão atmosférica de uma grande altitude.

Os glóbulos brancos (leucócitos) são recrutados quando o organismo está a desencadear uma resposta imunitária para defender o seu organismo contra microrganismos invasores. Dividem-se em granulócitos (neutrófilos, basófilos, eosinófilos) e agranulócitos (linfócitos, monócitos, macrófagos).

Os neutrófilos são o tipo de glóbulos brancos mais abundante no ser humano e constituem uma parte essencial do sistema imunitário inato.

Os basófilos são o tipo menos comum de granulócitos. Armazenam histamina, que pode causar uma reação alérgica quando segregada pelas células. Tal como todos os granulócitos circulantes, os basófilos podem ser recrutados do sangue para um tecido quando necessário, através da diapedese.

Os eosinófilos representam 1-6% dos glóbulos brancos e são responsáveis pela luta contra os parasitas multicelulares. Contêm histamina, que pode provocar reacções alérgicas quando segregada.

Os linfócitos dividem-se em células assassinas naturais, linfócitos B e linfócitos T. As células assassinas naturais defendem o corpo humano de tumores e células infectadas por vírus. Os linfócitos T e B são os principais componentes da resposta imunitária adaptativa (específica). Os linfócitos B são responsáveis pela imunidade humoral através da produção de anticorpos. Podem também ser utilizados na imunização ativa, quando há uma necessidade urgente de anticorpos e o organismo não tem tempo para os produzir por si próprio, pelo que os injectamos na pessoa em risco. Os linfócitos T produzem citocinas (células T helper) e substâncias citotóxicas (células T citotóxicas). Tanto os linfócitos B como os T, após a sua ativação, produzem também células de memória. As células de memória permanecem nos tecidos periféricos e na circulação durante um longo período de tempo, prontas a responder ao mesmo antigénio em caso de exposição futura. Assim, numa exposição seguinte, há uma ativação mais rápida e, consequentemente, uma resposta dos linfócitos.

Os monócitos têm duas funções principais no sistema imunitário: (1) reabastecer os macrófagos e as células dendríticas residentes e (2) em resposta a sinais de inflamação, os monócitos podem deslocar-se rapidamente (cerca de 8-12 horas) para os locais de infeção nos tecidos e dividir-se/diferenciar-se em macrófagos e células dendríticas para provocar uma resposta imunitária.

Os macrófagos são produzidos pela diferenciação de monócitos. Os monócitos e os macrófagos são fagócitos que actuam tanto na defesa não específica (imunidade inata) como para ajudar a iniciar mecanismos de defesa específicos (imunidade adaptativa).

As plaquetas ou trombócitos são fragmentos de células que derivam dos megacariócitos. Desempenham um papel fundamental na formação de coágulos sanguíneos e na produção de factores de crescimento para evitar hemorragias e promover a cicatrização.

4.5) Grupos sanguíneos

Cada indivíduo tem o seu próprio tipo de sangue, que deve ser tido em conta em vários procedimentos médicos, como a transfusão. Atualmente, são reconhecidos pelo menos 30 sistemas de grupos sanguíneos, mas os mais frequentemente utilizados são o sistema ABO e o sistema Rhesus. A classificação baseia-se nos antigénios que se encontram na superfície dos glóbulos vermelhos.

GRUPO SANGUÍNEO	ANTIGENS	ANTIBÓIDES
A	A	anti-B
B	B	anti-A
O	nenhum	anti-B e anti-A

O sistema de grupos sanguíneos Rhesus (Rh) consiste atualmente em 50 antigénios de grupos sanguíneos definidos, entre os quais os 5 antigénios D, C, c, E, e são os mais importantes. Os termos Rh positivo ou Rh negativo referem-se apenas ao antigénio D. As pessoas que o têm são Rh positivo e as que não o têm são Rh negativo.

4.6) Gânglios linfáticos

Os gânglios linfáticos são órgãos do sistema imunitário distribuídos por todo o corpo e ligados por vasos linfáticos. Actuam como filtros ou armadilhas para partículas estranhas. Ficam inflamados ou aumentados em várias situações, que podem ir desde uma infeção da garganta até situações de risco de vida, como o cancro. A linfa entra nos vasos linfáticos a partir dos espaços intersticiais e depois viaja para os nódulos. A linfa que sai de um gânglio é particularmente rica em glóbulos brancos e acaba por ser drenada para o sistema venoso, regressando ao local da lesão.

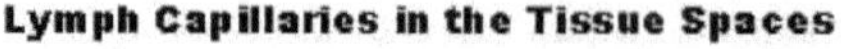

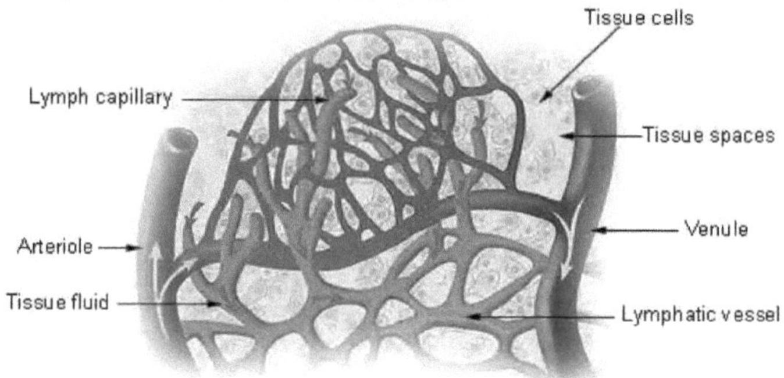

4.7) Coração

O coração é um órgão muscular que se situa anteriormente à coluna vertebral e posteriormente ao esterno. O músculo cardíaco bate sob a influência do sistema nervoso autónomo e aparece estriado de forma cruzada, quando uma secção é observada ao microscópio. O coração humano é do tamanho de um punho e tem uma massa entre 250 e 350 gramas. Está envolvido por um saco de parede dupla chamado pericárdio. Este saco protege o coração, fixa-se às estruturas circundantes e impede, até certo ponto, o enchimento excessivo do coração com sangue. A parede exterior do coração humano é composta por três camadas. A camada exterior é designada por epicárdio, a camada intermédia por miocárdio e a camada interior por endocárdio. Num corte transversal, o coração apresenta quatro câmaras: duas aurículas (câmaras superiores) e dois ventrículos (câmaras inferiores). Estas câmaras estão divididas por válvulas. Entre a aurícula direita e o ventrículo direito encontra-se a válvula tricúspide, e entre o ventrículo direito e a artéria pulmonar encontra-se a válvula semilunar (válvula pulmonar). Entre a aurícula esquerda e o ventrículo esquerdo encontra-se a válvula bicúspide (válvula mitral) e entre o ventrículo esquerdo e a aorta encontra-se a válvula semilunar (válvula aórtica).

O fluxo sanguíneo através do coração é o seguinte: o sangue desoxigenado do corpo passa pela veia cava superior (cabeça, pescoço, braços) e pela veia cava inferior (resto do corpo) e desagua na aurícula direita. A partir daqui, passa para o ventrículo direito e, depois, através da artéria pulmonar, vai para os pulmões para ser oxigenado. Agora, o sangue oxigenado regressa através das veias pulmonares para a aurícula esquerda. A partir daqui, passa para o ventrículo esquerdo e, através dele, esvazia-se na aorta para distribuição sistémica . Assim, no corpo humano podemos distinguir dois tipos de circulação: a maior (sistémica) e a menor (pulmonar). Embora o coração esteja cheio de sangue, paradoxalmente não pode utilizar esse sangue para a sua própria alimentação, necessitando de um tipo especial de circulação. Esta chama-se circulação coronária e, através dos vasos coronários, fornece alimento e oxigénio apenas ao músculo cardíaco. Estes vasos têm a sua origem na aorta e esvaziam-se na aurícula direita (com o resto do sangue).

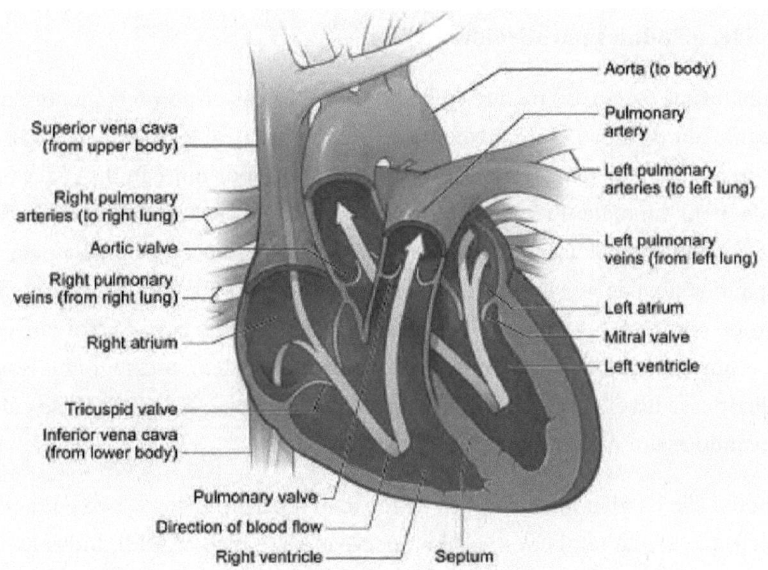

4.8) Pulmões

Os pulmões são órgãos respiratórios essenciais que transportam o oxigénio da atmosfera para a corrente sanguínea e libertam o dióxido de carbono da corrente sanguínea para a atmosfera. Estão situados na cavidade torácica e estão indiretamente ligados a ela. Do lado de fora, os pulmões são cobertos por uma camada de membrana, a pleura visceral. Esta está ligada, através do líquido pleural, à pleura parietal, que está diretamente ligada à parede torácica. Assim, quando a parede torácica se expande (inspiração), a pleura parietal expande-se também. Este facto, devido à pressão hidrostática do líquido pleural, faz com que a pleura visceral também se expanda e, por fim, os pulmões também se expandem. Os pulmões são também importantes para a produção da enzima de conversão da angiotensina. Esta enzima converte a angiotensina na sua forma ativa, produzindo assim a angiotensina ativa (constrição dos vasos).

Podemos efetuar medições fisiológicas para estimar a função pulmonar: 1) Capacidade vital, que é o volume máximo de ar que uma pessoa consegue expirar após uma inspiração máxima, 2) Volume minuto respiratório, que é o volume de ar inspirado ou expirado num minuto, e em repouso é de 7-9 litros de ar, 3) Frequência respiratória, que é o número de respirações por minuto, e em repouso é de 14-18 respirações/minuto.

4.9) Tiroide, glândulas paratiróides

A glândula tiroide é uma das maiores glândulas endócrinas do corpo humano. Encontra-se na região do pescoço, inferiormente à cartilagem tiroide (pomo de Adão), e é constituída por dois lobos (direito e esquerdo) ligados por um istmo. A sua função é controlada pelo hipotálamo e pela hipófise e produz as hormonas: tiroxina (T4), triiodotironina (T3) e calcitonina. A T3 e a T4 são sintetizadas pelo iodo e pela tirosina e participam na taxa de metabolismo, no crescimento e nas funções de muitos sistemas orgânicos do corpo. A calcitonina participa na homeostase do cálcio no organismo. Em resposta a um aumento da concentração plasmática de cálcio, a calcitonina segregada tenta reduzir esse nível, através de vários mecanismos, como a deposição de cálcio nos ossos, levando assim à sua mineralização.

A sobreactivação da glândula tiroide pode levar ao hipertiroidismo. Este é um distúrbio metabólico que afecta também o sistema nervoso simpático. Assim, todas as funções do corpo tendem a acelerar, tendo como consequência a aceleração do ritmo cardíaco, tremores nas mãos, ansiedade, perda de peso, fraqueza muscular e níveis baixos de colesterol no sangue. Nas mulheres, esta condição pode afetar o ciclo menstrual, com menos fluxo menstrual e períodos menstruais menos frequentes.

A hipoactivação da glândula tiroide pode levar ao hipotiroidismo. Manifesta-se como cretinismo nos bebés e mixedema nos adultos. As manifestações clínicas são tónus muscular fraco, fadiga, intolerância ao frio, depressão, osteoporose, aumento de peso e bradicardia.

As glândulas paratiróides são pequenas glândulas endócrinas que se encontram atrás da glândula tiroide. Produzem uma hormona, a paratormona (PTH), cujo papel é antagónico ao das hormonas da tiroide e que é segregada em resposta a uma baixa concentração de cálcio no plasma sanguíneo. A PTH tenta elevar o nível de cálcio através de uma série de mecanismos, como a ativação dos osteoclastos (que quebram partes do osso para libertar cálcio), o aumento da produção de vitamina D, o aumento da absorção pelo trato gastrointestinal e o aumento da absorção pelos rins.

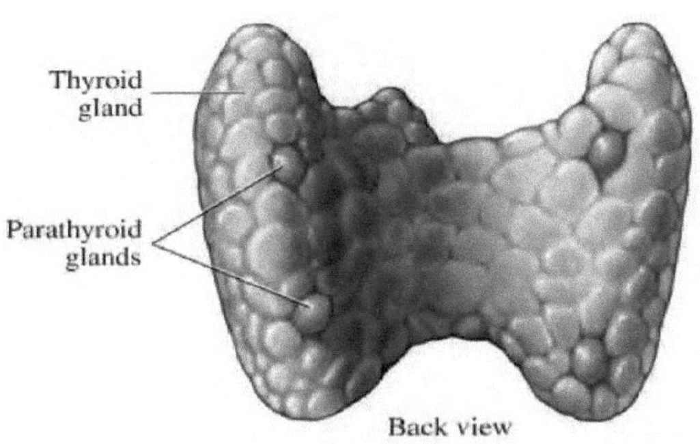

4.10) Fígado

O fígado é um órgão vital do corpo humano que se situa no quadrante superior direito da cavidade abdominal, repousando logo abaixo do diafragma. As suas unidades estruturais e funcionais básicas são os hepatócitos, que se encontram dispostos em lóbulos hepáticos. Cada lóbulo hepático tem uma veia central e na periferia tem uma arteríola, uma vénula, um ducto biliar e uma veia linfática. Recebe sangue da veia porta (do baço, do trato gastrointestinal e dos órgãos associados) e das artérias hepáticas da aorta. As funções do fígado são o armazenamento de glicogénio (reserva de glicose), a gluconeogénese (produção de glicose a partir de aminoácidos e lípidos), a decomposição de glóbulos vermelhos, o armazenamento de vitaminas, ferro e cobre, a conversão de amoníaco tóxico em ureia, a síntese de proteínas plasmáticas, a desintoxicação de substâncias tóxicas, por exemplo, medicamentos, e a síntese de angiotensinogénio (uma hormona que é convertida em angiotensina com a ajuda da enzima de conversão da angiotensina, produzida nos pulmões). Também ajuda a emulsionar os lípidos da dieta, através da bílis, que é segregada pela vesícula biliar.
O fígado tem uma capacidade de regeneração notável e é capaz de funcionar com apenas 25% do seu parênquima. Várias perturbações da sua função, como a hepatite e a cirrose, podem conduzir inexoravelmente à morte, devido à incapacidade de outros sistemas de órgãos para completar a sua função.

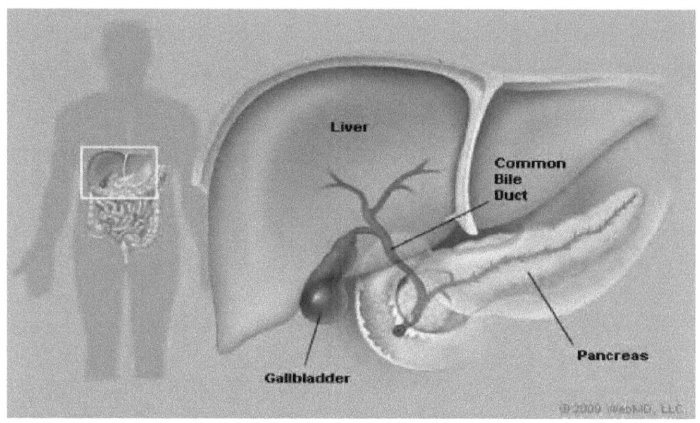

4.11) Pâncreas

O pâncreas é uma glândula composta com uma função exócrina e endócrina. A glândula endócrina do pâncreas é constituída pelos ilhéus de Langerhans. Nestes ilhéus existem quatro tipos de células: células α que segregam glucagon, células β que segregam insulina, células δ que segregam somatostatina e células PP que segregam polipéptido pancreático.

O glucagon é responsável por aumentar o nível de glicose no sangue de várias formas, tais como: aumentar a gluconeogénese e a β-oxidação dos ácidos gordos. Isto é necessário quando há falta de glicose no sangue ou quando o organismo está sob stress.

A insulina é segregada principalmente após uma refeição e o seu principal papel é reduzir o nível de glicose no sangue, conduzindo a glicose para as células onde é armazenada como glicogénio (se houver excesso de glicose) ou oxidada para produção de energia. A falta de insulina pode levar a perturbações metabólicas conhecidas coletivamente como Diabetes mellitus.

A somatostatina inibe a secreção de insulina e de glucagon. Afecta a neurotransmissão e a proliferação celular.

O polipéptido pancreático regula as actividades de secreção endócrina e exócrina do pâncreas.

A glândula exócrina do pâncreas produz enzimas digestivas (sumo pancreático) que são segregadas no intestino delgado. Estas são a tripsina, a quimotripsina, a lipase pancreática e a amilase pancreática.

A tripsina é uma enzima protease que hidrolisa as proteínas.

A quimotripsina também hidrolisa as proteínas.

A lipase pancreática degrada os lípidos da dieta. Isto é feito com a ajuda da bílis, que emulsiona os lípidos. Após a emulsificação, os lípidos têm uma área maior, na qual a enzima pode atuar.

A amilase pancreática decompõe o amido.

4.12) Glândulas salivares

A cavidade oral está associada a três pares de glândulas salivares maiores e a um grande número de glândulas salivares menores. Ambos os tipos produzem saliva, que tem uma importância extraordinária na manutenção da saúde oral humana. A saliva contém uma α-amilase que inicia a degradação do amido da dieta. Contém também lisozima e lactoferrina, que têm efeitos bactericidas e bacteriostáticos, constituindo assim uma barreira à entrada de micróbios no resto do corpo. Tem um efeito positivo na redução da incidência de doenças dentárias, não permitindo o crescimento excessivo da nossa flora oral normal, e contribui para a limpeza mecânica da cavidade oral. Por fim, ajuda na deglutição e na fala. A importância de um fluxo salivar normal é realçada em doentes com síndroma de Sjogren (uma doença degenerativa das glândulas salivares).
As glândulas salivares principais são a parótida, a submandibular e a sublingual.

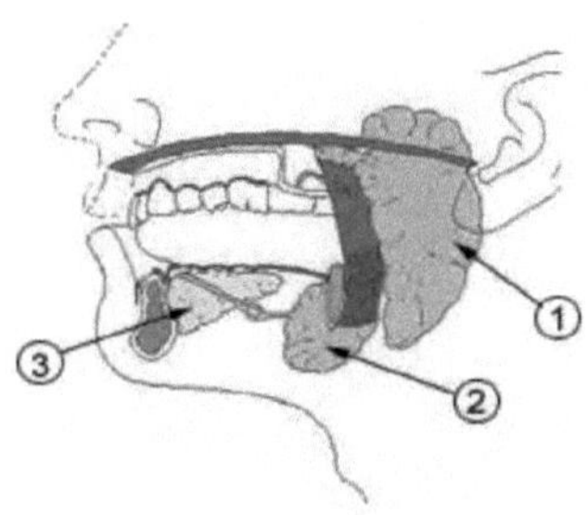

1) Glândula parótida
2) Glândula submandibular
3) Glândula sublingual

4.13) Trato gastrointestinal

O trato gastrointestinal ou sistema digestivo é composto por várias partes e o seu papel final é fornecer ao corpo todos os nutrientes necessários para a sua sobrevivência e crescimento. O tubo digestivo começa na boca, onde há um certo processamento dos alimentos através da mastigação e da ação das enzimas salivares. Depois disso, o bolo alimentar passa para a faringe e daqui continua para o esófago. O esófago termina no estômago. O estômago é uma parte muscular, oca e dilatada do canal alimentar que pode receber um máximo de 1,5-2 litros de alimentos e líquidos. Está dividido em quatro partes: a cárdia (que recebe e armazena temporariamente o bolo alimentar), o fundo, o corpo e o piloro com o seu esfíncter pilórico, que controla o esvaziamento do estômago para o intestino delgado. O epitélio da parede do estômago contém várias glândulas que participam no processo de digestão. Cada glândula tem quatro segmentos distintos que, de baixo para cima, são 1) células enteroendócrinas que segregam hormonas, 2) células principais que segregam pepsinogénio (um precursor da pepsina que é ativado no ambiente ácido do estômago e degrada as proteínas), 3) células parietais que segregam HCL e fator intrínseco (necessário para a absorção da vitamina B12), 4) células do colo mucoso que segregam mucina, protegendo assim a parede do estômago do seu conteúdo ácido. Os movimentos da parede do estômago misturam os alimentos com o suco gástrico, produzindo o quimo, que passa depois para o intestino delgado.

O intestino delgado tem 4-5 m de comprimento e pode ser dividido em três partes: duodeno, jejuno e íleo.

O duodeno, o primeiro segmento do intestino delgado, recebe o conteúdo gástrico. O epitélio duodenal liberta secretina e colecistoquinina, o que provoca a libertação de bílis (do fígado) e de enzimas pancreáticas para o duodeno. Isto provoca a neutralização do quimo ácido e a sua posterior digestão.

O jejuno é a secção média do intestino delgado. A sua superfície interna tem uma membrana mucosa fortemente dobrada, produzindo assim as vilosidades intestinais. Estas vilosidades aumentam a área de superfície que entra em contacto com os alimentos digeridos, aumentando assim a absorção de nutrientes e de água.

O íleo é o segmento final do intestino delgado. A sua principal função é a absorção da vitamina B12 e dos sais biliares.

O intestino grosso (cólon) tem 1,5 m de comprimento e divide-se em: ceco, cólon ascendente, cólon transverso, cólon descendente, cólon sigmoide, reto e canal anal. A sua principal função é a absorção de água e sais e a eliminação dos produtos residuais. No cólon encontra-se a flora comensal, que é composta por bactérias fermentativas e saprogénicas. Esta flora é benéfica para o hospedeiro porque digere os resíduos alimentares que o organismo não consegue digerir por si só e também reprime o crescimento de microrganismos potencialmente nocivos. Produzem também vitamina K, que é depois absorvida pelo organismo. Por fim, favorecem o crescimento e a proliferação das células epiteliais intestinais. O movimento através do intestino delgado e grosso é conseguido pelos movimentos peristálticos do intestino que fazem avançar o conteúdo.

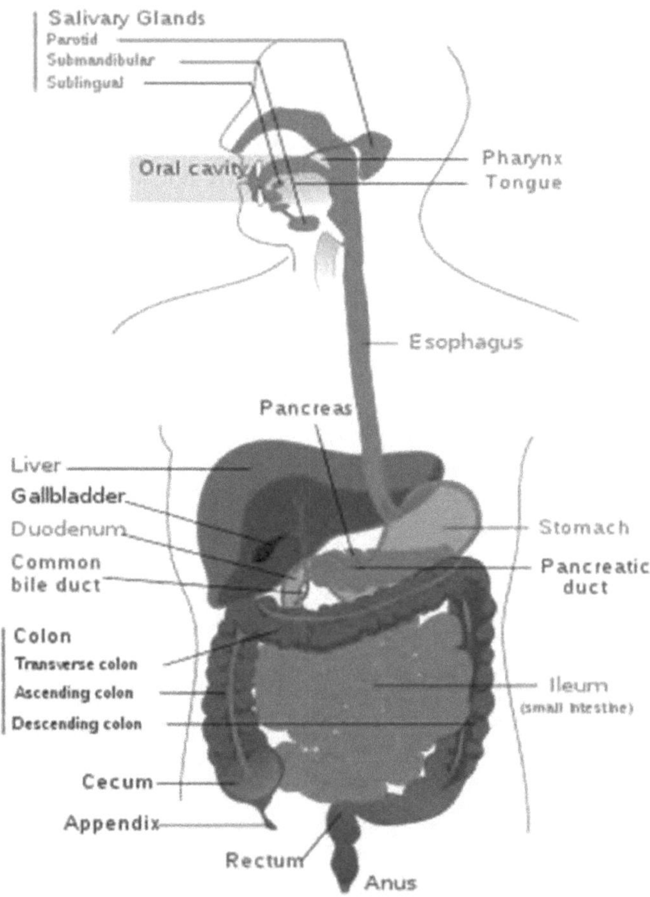

4.14) Rins

Os rins são órgãos emparelhados que se encontram na cavidade abdominal, no retroperitoneu. O parênquima do rim divide-se em córtex superficial e medula profunda. Este parênquima está organizado em vários lóbulos renais que são formados pelo córtex renal e uma porção da medula renal (a pirâmide renal). Entre as pirâmides encontram-se projecções do córtex renal, denominadas colunas renais. A unidade estrutural e funcional básica de um rim é o nefrónio. Cada rim contém cerca de um milhão de nefrónios. A sua principal função é regular a concentração de água e de substâncias solúveis, filtrando o sangue, reabsorvendo o que é necessário e excretando o restante na urina. Assim, controlam o volume sanguíneo, a pressão arterial, os electrólitos, os metabolitos e o pH do organismo. Cada nefrónio é composto por um corpúsculo renal (glomérulo e cápsula de Bowman), um túbulo proximal, uma ansa de Henle e um túbulo distal. A partir daqui, muitos néfrons desembocam no mesmo ducto coletor. Os ductos colectores desembocam nas papilas renais.

O glomérulo tem um filtrado idêntico ao plasma humano, mas sem proteínas (as proteínas são muito importantes para o organismo, pelo que devem ser suficientemente retidas).

O túbulo proximal é responsável pela reabsorção de água e sais, bem como de solutos orgânicos (glucose, aminoácidos).

A ansa de Henle é um tubo em forma de U cuja função principal é reabsorver os sais do filtrado.

O túbulo distal bombeia iões ativamente e está sob a influência do sistema endócrino. Por exemplo, quando o organismo necessita de mais cálcio, a hormona paratiroide faz com que o túbulo distal absorva ativamente os iões de cálcio. No final do túbulo, resta apenas 1% de água do filtrado inicial e o restante conteúdo de sal é insignificante.

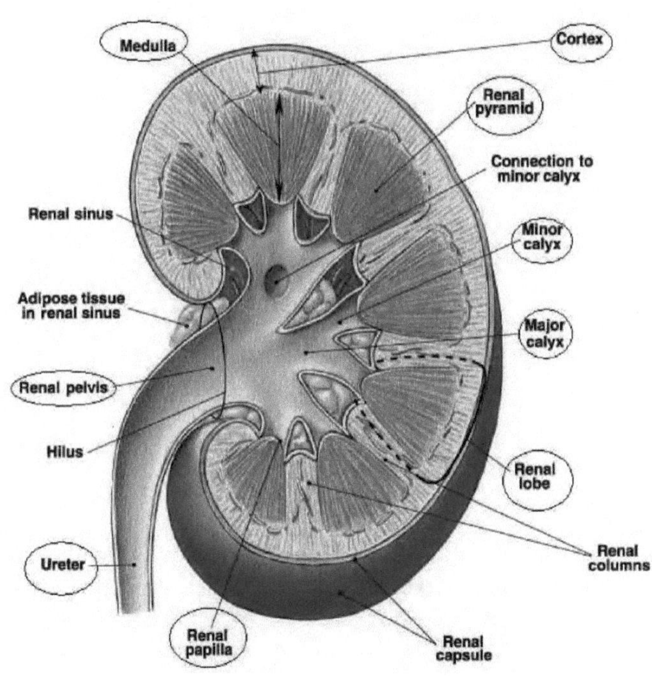

4.15) Glândulas suprarrenais

As glândulas supra-renais ou supra-renais são glândulas endócrinas, que se situam como uma tampa sobre cada rim. São constituídas pelo córtex suprarrenal e pela medula suprarrenal. No córtex suprarrenal são produzidos glucocorticóides (principalmente cortisol), mineralocorticóides (principalmente aldosterona) e adrogénios (testosterona). Na medula suprarrenal são produzidas a epinefrina (adrenalina) e a norepinefrina (noradrenalina).

O cortisol é uma hormona anti-inflamatória e enfraquece a resposta do sistema imunitário (é por isso que é administrado após um transplante, para que o sistema imunitário não rejeite o órgão recebido).

A aldosterona aumenta a reabsorção de sódio e água pelos rins, aumentando assim o volume sanguíneo e, consequentemente, a pressão arterial.

A testosterona produzida nas supra-renais tem uma concentração muito baixa em comparação com a produzida nos testículos e, por isso, tem pouca importância.

As catecolaminas (epinefrina, norepinefrina) fazem parte do sistema nervoso simpático e são libertadas em resposta ao stress.

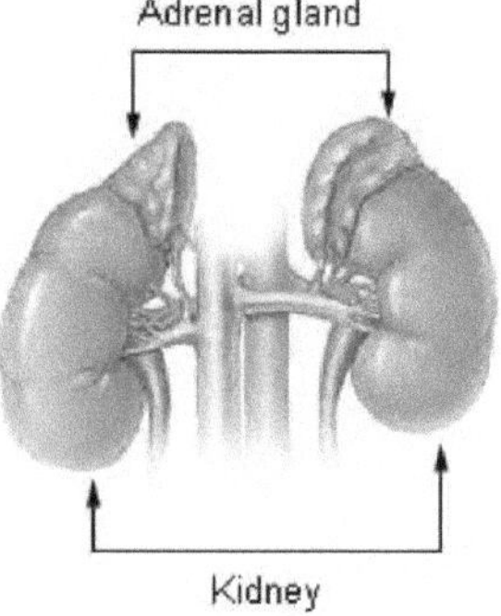

4.16) Ovários e ciclo menstrual

Os ovários fazem parte do sistema reprodutor feminino e actuam simultaneamente como gónadas e glândulas endócrinas. À nascença, os ovários contêm aproximadamente dois milhões de folículos imaturos, dos quais apenas cerca de 500 folículos chegam à puberdade. Os ovários segregam estrogénio e progesterona. O estrogénio é responsável pelo aparecimento das caraterísticas sexuais secundárias das mulheres na puberdade, bem como pela maturação e manutenção dos órgãos reprodutores. A progesterona, como o nome indica, é uma hormona segregada antes de uma potencial gravidez (gestação em latim significa gravidez). Promove alterações cíclicas no endométrio, preparando-o assim para uma potencial gravidez, e também mantém o endométrio num estado saudável durante a gestação.

O ciclo menstrual pode ser dividido em quatro fases: proliferativa, ovulação, fase lútea ou secretora e menstruação.

Durante a fase proliferativa, a secreção de estrogénio provoca a maturação de um folículo de Graaf (é um folículo no interior dos ovários que contém líquido e um oócito maduro) e o crescimento da mucosa uterina para a implantação do zigoto, se ocorrer a fertilização.

Durante a ovulação, o folículo de Graaf rompe-se e o óvulo é libertado no oviduto (trompa de Falópio). É aqui que se dá a fecundação com o espermatozoide e a produção do zigoto. Isso deve ser feito num período de 24 horas, pois depois disso o óvulo se desintegra. No lugar do folículo de Graaf rompido forma-se o corpo lúteo.

Durante a fase lútea, o corpo lúteo produz quantidades significativas de progesterona. Se a fertilização não ocorrer, os níveis de progesterona baixam, o que desencadeia a menstruação. Se a fertilização ocorrer, o embrião em desenvolvimento produzirá gonadotrofina coriónica humana, que preservará o corpo lúteo. Esta hormona é produzida exclusivamente a partir do embrião, pelo que os testes de gravidez se baseiam na presença dessa hormona.
A menstruação é a descamação do endométrio, seguida de uma hemorragia do útero e da vagina.

4.17) Testes

Os testículos fazem parte do sistema reprodutor masculino e actuam simultaneamente como gónadas e glândulas endócrinas. A sua função começa na puberdade e prolonga-se até à velhice. Ocupam-se principalmente da produção de espermatozóides e de

hormonas sexuais masculinas (testosterona). A testosterona favorece o aparecimento de caraterísticas sexuais secundárias masculinas, como o aumento da massa óssea e muscular e o hirsutismo.
A função dos testículos é controlada pela hipófise através da hormona luteinizante (LH) e da hormona folículo-estimulante (FSH).

4.18) Hipotálamo, Hipófise

O hipotálamo faz parte do cérebro (sistema nervoso central) e uma das suas funções mais importantes é a ligação entre o sistema nervoso e o sistema endócrino através da hipófise. Sintetiza hormonas libertadoras que actuam no lobo anterior da hipófise, promovendo assim a libertação de hormonas hipofisárias. Sintetiza igualmente a hormona antidiurética (ADH) e a oxitocina, que descem até ao lobo posterior da hipófise, de onde são segregadas. O hipotálamo controla a temperatura corporal, a fome, a sede, a fadiga e os ciclos circadianos.

A hipófise (glândula pituitária) divide-se em três partes: 1) hipófise anterior (adeno-hipófise, ou pituitária anterior), 2) hipófise posterior (neuro-hipófise, ou pituitária posterior) e 3) lobo intermédio.

A adeno-hipófise produz e segrega as seguintes hormonas hormona adrenocorticotrópica, ACTH, (controla a função do córtex suprarrenal), hormona estimulante da tiroide, TSH, (controla a função da glândula tiroide), prolactina, PRL, (controla a produção de leite pela mama) endorfinas (opióides endógenos que provocam analgesia), hormona do crescimento, GH, (que estimula o crescimento), hormona folículo-estimulante, FSH, (controla a função dos testículos e dos ovários), hormona luteinizante, LH, (controla a função dos testículos e dos ovários).

A neuro-hipófise armazena e liberta oxitocina e a hormona antidiurética, ADH. Estas hormonas são produzidas no hipotálamo, mas são segregadas a partir da hipófise. A oxitocina desencadeia a contração do útero durante o parto, de modo a facilitar o trabalho de parto, e também desencadeia a ejeção de leite das glândulas mamárias. A hormona antidiurética actua nos rins, promovendo assim a reabsorção de água quando o corpo está desidratado, e também provoca vasoconstrição periférica, aumentando assim a pressão arterial.

O lobo intermédio situa-se entre a hipófise anterior e a hipófise posterior. Produz a hormona estimulante dos melanócitos (MSH). Esta hormona estimula a produção e a libertação de melanina (melanogénese) pelos melanócitos da pele e do cabelo.

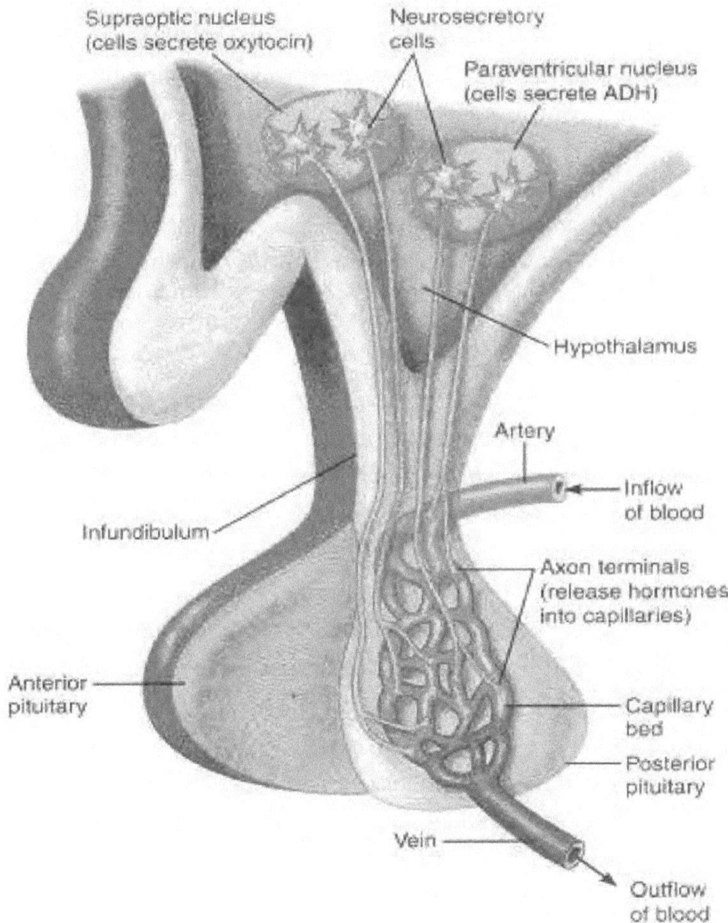

4.19) Sistema nervoso autónomo

O sistema nervoso autónomo, como o nome indica, diz respeito às funções autónomas do corpo humano, que não estão sujeitas à nossa vontade. O seu papel é regular as funções do corpo humano, de acordo com o ambiente externo, de forma a manter a sua homeostasia. Faz parte do sistema nervoso periférico e é em dois grupos: sistema nervoso parassimpático e sistema nervoso simpático. A via básica de funcionamento do sistema nervoso autónomo é através de um neurónio sensorial (neurónio aferente, vai para o sistema nervoso central) de um neurónio motor (eferente, vai do sistema nervoso central para a periferia). Assim, através do neurónio sensorial o corpo sente o seu ambiente e passa esta informação para o sistema nervoso central para processamento. Após o processamento, o neurónio motor transporta a resposta do sistema nervoso central para o órgão alvo. As divisões simpática e parassimpática funcionam normalmente em oposição uma à outra. Mas esta oposição é melhor entendida como complementar do que antagónica. Por exemplo, quando alguém está a correr, o seu ritmo cardíaco aumenta, sob a influência da divisão simpática. Quando pára de correr, o seu ritmo cardíaco volta ao normal devido à influência da divisão parassimpática.

O sistema nervoso parassimpático está localizado nas regiões cervical e sacral da medula espinal. Os neurónios sensoriais transmitem-lhe informações do meio ambiente (externo ou interno). Os neurónios motores dividem-se em pré-ganglionares (antes do gânglio) e pós-ganglionares (depois do gânglio). O gânglio onde os neurónios pré-ganglionares e pós-ganglionares fazem sinapse está próximo do órgão de inervação. O sistema nervoso parassimpático promove o repouso e o anabolismo no corpo humano. As suas funções, em diferentes sistemas de órgãos, são enumeradas como 1) após sensação ótica ou olfactiva, desencadeia a secreção de saliva e aumenta o peristaltismo. Assim, através de uma dilatação simultânea dos vasos sanguíneos que conduzem ao trato gastrointestinal, promove a digestão e a absorção de nutrientes (anabolismo), 2) provoca a constrição dos brônquios quando as necessidades de oxigénio do corpo estão diminuídas (em repouso), 3) diminui a frequência cardíaca, 4) provoca a constrição da pupila (miose) e a contração dos músculos ciliares do cristalino, levando assim à acomodação para uma visão de perto, 5) estimula a excitação sexual.

O sistema nervoso simpático está localizado nas regiões torácica e lombar da medula espinal. Os neurónios sensoriais transmitem-lhe informações do meio ambiente (externo ou interno). Os neurónios motores dividem-se em pré-ganglionares e pós-ganglionares. Os gânglios estão localizados na cadeia ganglionar paravertebral (uma cadeia de gânglios junto à coluna vertebral). O sistema nervoso simpático é responsável pelas reacções de "luta ou fuga". É ativado sob a influência do stress e as suas funções em diferentes sistemas de órgãos são as seguintes 1) desvia o fluxo sanguíneo do trato gastrointestinal e da pele (através de vasoconstrição) e envia-o para os órgãos vitais; 2) inibe os movimentos peristálticos do intestino; 3) contrai todos os esfíncteres intestinais e o esfíncter urinário; 4) aumenta o fluxo sanguíneo para os músculos esqueléticos e para os pulmões; 5) dilata os bronquíolos dos pulmões, permitindo assim uma maior troca alveolar entre o ar e o sangue; 6) aumenta a frequência e a contratilidade cardíacas, conduzindo assim a um aumento do débito cardíaco; 7) provoca a vasodilatação dos vasos coronários do coração (para uma melhor alimentação do miocárdio, que trabalha intensamente), 8) provoca a dilatação da pupila e o relaxamento dos músculos ciliares do cristalino, conduzindo assim à acomodação para visão ao longe.

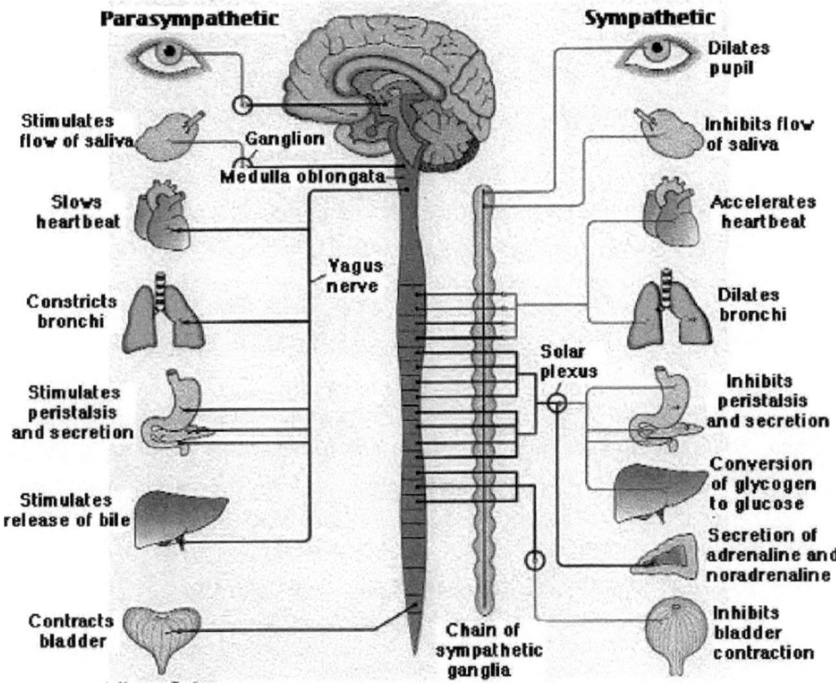

4.20) Vitaminas

As vitaminas são compostos orgânicos que são necessários ao corpo humano como nutrientes, em pequenas quantidades (micronutrientes). Para além de participarem no estado nutricional de um organismo, actuam também como coenzimas (ajudam as enzimas no seu trabalho) e componentes dos ácidos nucleicos. Podem ser classificadas em dois grupos: vitaminas lipossolúveis (A, D, E, K) e vitaminas hidrossolúveis (B, C). As vitaminas lipossolúveis são absorvidas com a ajuda de lípidos e podem ser armazenadas no corpo humano. Este facto deve ser tido em conta, uma vez que doses elevadas destas vitaminas podem provocar hipervitaminose (envenenamento por vitaminas). As vitaminas hidrossolúveis dissolvem-se facilmente na água e não podem ser armazenadas no corpo humano (são excretadas através da urina). Assim, o organismo está dependente do seu fornecimento contínuo.

A vitamina A (retinol) é um regulador do crescimento e da diferenciação das células e dos tecidos. Encontra-se também como pigmento da retina do olho (rodopsina). A sua carência conduz à cegueira nocturna.

A vitamina B1 (tiamina) funciona como coenzima e é essencial para o metabolismo dos sacarídeos. A sua carência provoca a doença de Beribéri (uma doença do sistema nervoso)

A vitamina B2 (riboflavina) funciona como coenzima. A sua carência conduz à ariboflavinose (uma doença caracterizada por anemia, inchaço da boca e da mucosa da garganta).

A vitamina B3 (niacina) funciona como coenzima. A sua carência conduz à pelagra (uma doença caracterizada por diarreia, dermatite e demência).

A vitamina B4 (adenina) funciona como base dos nucleótidos. A sua carência leva a uma diminuição da produção de ácidos nucleicos.

A vitamina B5 (ácido pantoténico) funciona como coenzima. A sua carência provoca parestesias (sensação de alfinetes e agulhas na pele de uma pessoa).

A vitamina B6 (piridoxal) funciona como coenzima. A sua carência provoca anemia e neuropatia periférica.

A vitamina B7 (biotina) funciona como coenzima. A sua carência provoca dermatites e enterites.

A vitamina B8 (biotina) funciona como coenzima. A sua carência provoca formigueiro na pele e fraqueza muscular.

A vitamina B9 (ácido fólico) funciona como coenzima. A sua carência conduz a malformações congénitas como a espinha bífida e a anencefalia.

Vitamina B10 (fator R). A sua carência provoca depressão e nervosismo.

A vitamina B11 (ácido fólico) funciona como coenzima. A sua carência conduz aos problemas de parto referidos anteriormente.

A vitamina B12 (cobalamina) funciona como coenzima. A sua carência provoca anemia.

A vitamina C (ácido ascórbico) tem propriedades antioxidantes. A sua carência conduz ao escorbuto. O escorbuto apresenta-se como uma produção defeituosa de colagénio. O colagénio aparece também no tecido ósseo e, por isso, a sua malformação afecta a formação óssea. Também leva à formação de manchas na pele, gengivas esponjosas e sangramento das membranas mucosas. As manchas são mais abundantes nas coxas e nas pernas. Podem também estar presentes feridas supurantes (formação de pus) e perda de dentes.

A vitamina D (ergocalciferol) é importante para a absorção normal dos iões de cálcio do organismo. A sua carência conduz ao raquitismo (amolecimento dos ossos nas crianças) e à osteomalácia (amolecimento dos ossos nos adultos).

Vitamina E (tocoferol). A sua carência provoca anemia.

A vitamina k (filoquinona) é uma vitamina "anti-sangramento". A sua carência conduz a uma diátese hemorrágica, ou seja, uma suscetibilidade anormal à hemorragia (sangramento) devido a perturbações da coagulação.

Referências

GENES VIII, Vol. 1, Benjamin Lewin, Pearson Education, Inc.

GENES VIII, Vol. 2, Benjamin Lewin, Pearson Education, Inc.

Princípios de Fisiologia, Matthew N. Levy, Robert M. Berne, Bruce M. Koeppen - 2006

Fisiologia Ambiental das Plantas, Alastair H. Fitter, Robert K.M. Hay - 2012

http://media-2.web.britannica.com/eb-media/78/22478-004-521EE704.gif

http://stevebambas.com/images/03_12Exocytosis-L.jpg

http://www.biologie.uni-hamburg.de/b-online/library/biology107/bi107vc/fa99/terry/images/golgi1a.jpg

http://www.biologie.uni-hamburg.de/b-online/library/onlinebio/nucleus_1.gif

http://faculty.ksu.edu.sa/shoeib/Pictures%20Library/06-11_BinaryFission_1.jpg

http://migration.files.wordpress.com/2007/07/eukaryotic-cell.jpg

http://www.life.illinois.edu/ib/335/Vegetative/venation.jpg

http://home.manhattan.edu/~frances.cardillo/plants/angio/cyme2.gif

http://www.biologie.uni-hamburg.de/b-online/library/onlinebio/rootts.gif

http://www.britannica.com/EBchecked/topic-art/602861/1692/Synthesis-of-protein

http://healthbase.files.wordpress.com/2007/06/anatomy-of-spine.jpg

http://www.web-books.com/eLibrary/Medicine/Physiology/Lymphatic/lymph_capillary.jpg

http://www.nhlbi.nih.gov/health/dci/images/heart_interior.gif

http://64.143.176.9/library/healthguide/en-us/images/media/medical/hw/h5550931.jpg

http://www.focalaxis.com/wp-content/gallery/subtle-body/hypothalamus.jpg

http://users.rcn.com/jkimball.ma.ultranet/BiologyPages/A/autonomic.gif
https://www.google.com/search?q=prophase&biw=1350&bih=677&source=lnms&tbm=isch&sa=X&ved=0ahUKEwjE5LyQxovKAhWC0hoKHYnsA1kQ_AUIBigB#imgrc=4wGz3XA4jDat0M%3A

https://www.google.com/search?q=metaphase&biw=1350&bih=677&source=lnms&tbm=isch&sa=X&sqi=2&ved=0ahUKEwj37dWNx4vKAhUCtRoKHdzXBCIQ_AUIBigB#imgrc=ROZiUGXf0JWS_M%3A

https://www.google.com/search?q=anaphase&biw=1350&bih=677&source=lnms&tbm=isch&sa=X&sqi=2&ved=0ahUKEwjk7uf8x4vKAhXD1BoKHdkLAbgQ_AUIBigB#imgrc=bdQ27j_PixDu5M%3A

https://www.google.com/search?q=telophase&biw=1350&bih=677&source=lnms&tbm=isch&sa=X&sqi=2&ved=0ahUKEwjBh_OuyIvKAhWDPBoKHYeeAG4Q_AUIBigB#imgrc=VP2DVimw_SUCPM%3A

https://www.google.com/search?q=meiosis&biw=1350&bih=677&source=lnms&tbm=isch&sa=X&sqi=2&ved=0ahUKEwiBnpXwyIvKAhXEVhoKHbSWDYoQ_AUIBigB#imgrc=6SWtcKT1g9ZidM%3A

https://www.google.com/search?q=eukaryotic+plant+cell&biw=1350&bih=677&source=lnms&tbm=isch&sa=X&ved=0ahUKEwjfjOX9yYvKAhWInRoKHfn8BasQ_AUIBigB#imgrc=fVMH802ECjE8FM%3A

https://www.google.com/search?q=carnivorous+plants&biw=1350&bih=677&source=lnms&tbm=isch&sa=X&ved=0ahUKEwicvavczIvKAhWCVBoKHUcyA0MQ_AUIBigB#imgrc=P2G-Oly4il9WvM%3A

https://www.google.com/search?q=carnivorous+plants&biw=1350&bih=677&source=lnms&tbm=isch&sa=X&ved=0ahUKEwicvavczIvKAhWCVBoKHUcyA0MQ_AUIBigB#tbm=isch&q=leaf+venation&imgrc=TMn8ieNj72q9SM%3A

https://www.google.com/search?q=carnivorous+plants&biw=1350&bih=677&source=lnms&tbm=isch&sa=X&ved=0ahUKEwicvavczIvKAhWCVBoKHUcyA0MQ_AUIBigB#tbm=isch&q=scorpioid+cyme&imgrc=wWweR61SdSYGXM%3A

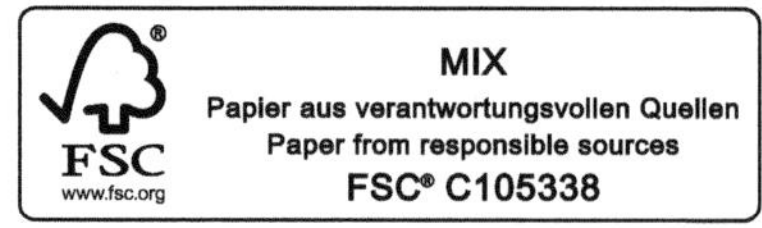

Printed by Books on Demand GmbH, Norderstedt / Germany